몸짱 만드는 기공체조와 생활 요가

이인선

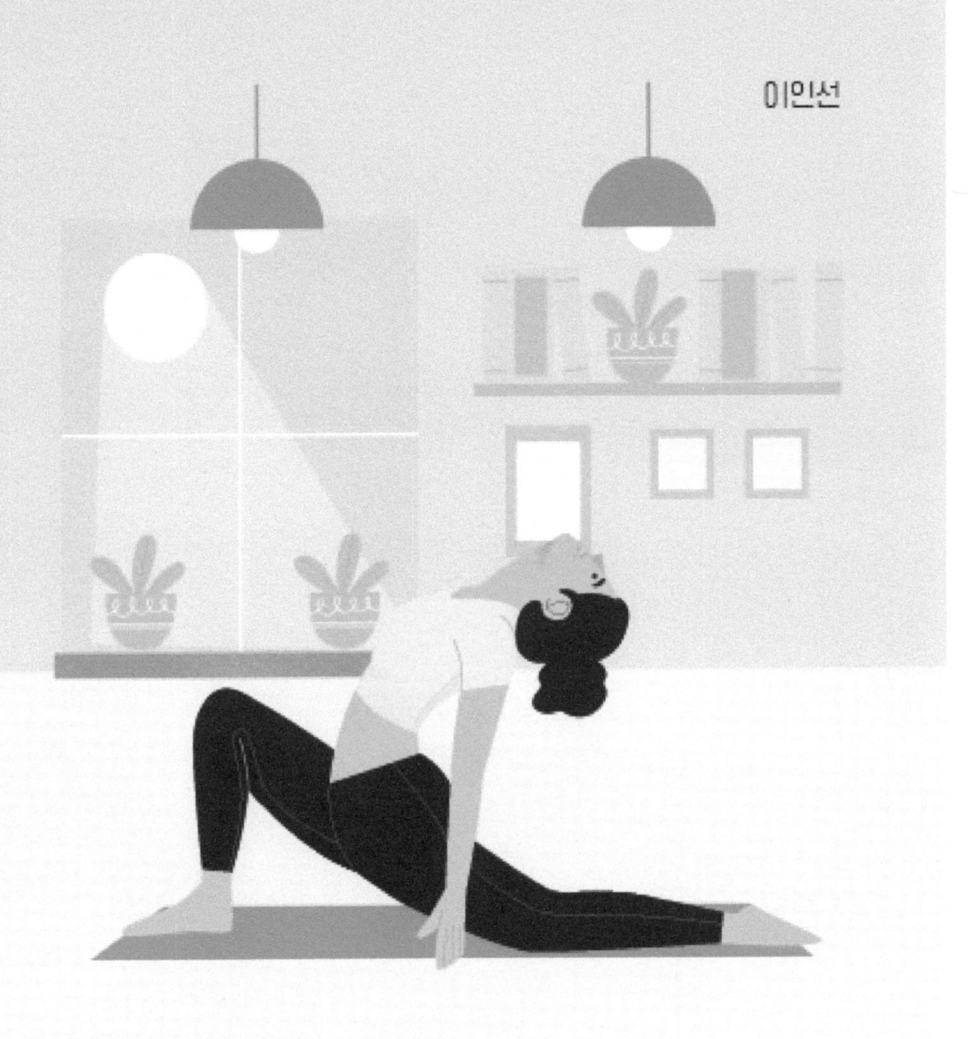

법문북스

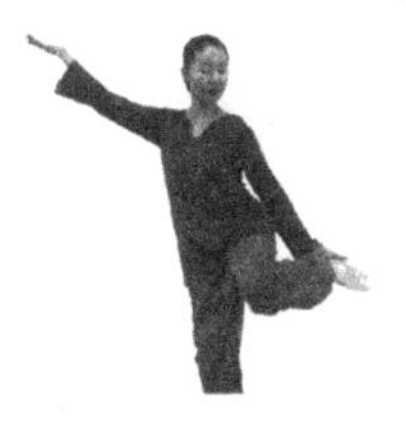

"얼쑤 덩더쿵" 소리만 들어도 신명나
어깨가 들썩 들썩 들먹이는 기공체조와
생활요가
대공개
누구나 쉽게 하루 15분 따라하면
몸짱은 물론
건강을 평생
관리할 수있다

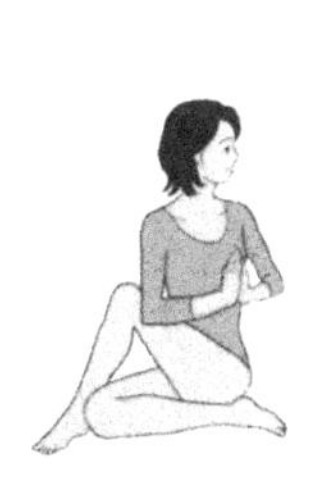

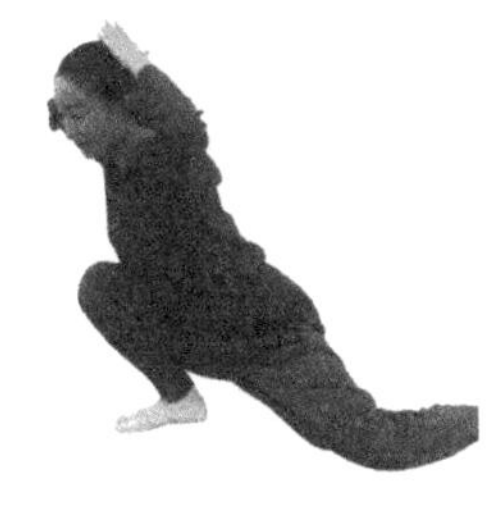

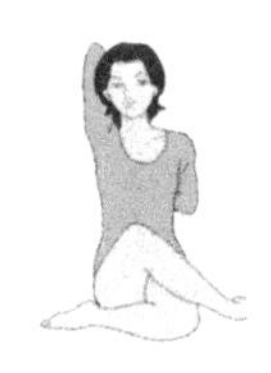

머리말

생리학적 구조와 기능에 바탕을 두고 인체의 팔, 다리, 배, , 머리의 다섯 부위를 부드럽게 풀어 심신의 긴장을 이완시키고 척추를 비롯한 사지의 운동을 통해 골관절을 교정한다. 그리고 근육의 탄력을키워주며, 현대인들의 단편적 생활 속에서 얻은 타성적 사고와 행위, 심신의 불균형을 교정하고 건강을 도모할 수 있도록 만들어진 운동다.

특히 얼쑤 덩더쿵 기공체조는 . 대도화랑무예의 화랑선공의 동공 이라고도 한다. 움직이면서 근관절을 이완시키며 호흡법과 마음 공부를 동시에 하는 공법이다. 우리 고유의 춤사위와 체조를 혼합 변형하여 개발한 체조다.

신명나는 우리 고유의 덩더쿵, 굿거리 등의 장단에 맞추어 덩실덩실 춤사위와 체조를 한다. 부드러움 속에 강한 힘이 소용돌이치고 빠른 곡에서 빠르게 좀 과격하게 근육을 이완시켜 주며 모든 폐기를 밖으로 발산한다. 한마디로 말해서 온몸에 자연의 기를 모았다가 빠른 음악에서 폐기를 내뿜는다. 장단에 맞추어 움직이면서 정신을 집중시키는 것은 자신의 호흡을 통하여 장단을 생각하면서 자기의 몸과 신체를 느끼려 할 때 가능해진다. 이렇게 정신이 집중되어 있을 때 선체조에 몰입되어 자신의 호흡을 통한 최고 최저의 상태를 자유롭게 유지하면서 동적 수련 방법을 터득하게 된다. 이와 같은 몸 공부를 통해 인내와 끈기의 심성을 기르고 자기의 고통을 참아 자아를 완성시킨다. 이렇게 형을 완성하여 기를 모으고 기를 모아서 신을 기르고 신을 잊어서 허를 키운다. 이 운동을 통해 신체의 균형을 유지 내지 교정하고 오장육부의 기능 강화를 통하여 건강을 추구할 수 있다.

저자/ 이인선

CONTENTS

제1장 얼쑤덩더쿵 기공체조

제2장 생활요가

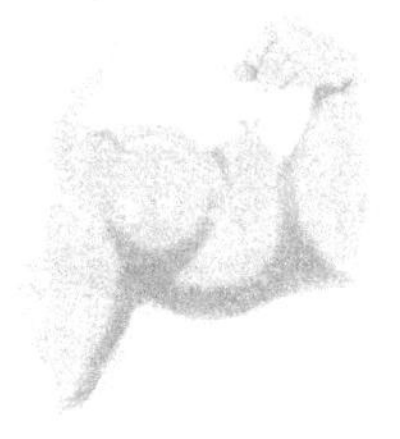

누워서 하는 자세

서서 하는 자세

호흡과 생명

제1부
얼쑤덩더쿵 기공체조

얼쑤 덩더쿵 기공 체조란

얼쑤덩더쿵 선체조법은 화랑선공에서 동공(動功)이라고도 한다. 움직이면서 근관절을 이완시키며 호흡법과 마음 공부를 동시에 하는 공법이다. 우리 고유의 춤사위와 체조를 혼합 변형하여 개발한 체조다. 신명나는 우리 고유의 덩더꿍, 굿거리 등의 장단에 맞추어 덩실 덩실 춤사위의 체조를 한다. 부드러움 속에 강한 힘이 소용돌이 치고, 빠른 곡에서 빠르게 좀 과격하게 근육을 이완시켜주며 모든 폐기를 밖으로 발산한다. 한마디로 말해서 온몸에 자연의 기를 모았다가 빠른 음악에서 폐기를 내뿜는다. 장단에 맞추어 움직이면서 정신을 집중시키는 것은 자신의 호흡을 통하여 장단을 생각하면서 자기의 몸과 신체를 느끼려할 때 가능해진다. 이렇게 정신이 집중되어 있을 때 선체조에 몰입되어 자신의 호흡을 통한 최고 최저의 상태를 자유롭게 유지하면서 동적 수련 방법을 터득하게 된다. 이와 같은 몸 공부를 통해 인내와 끈기의 심성을 기르고 자기의 고통을 참아 자아를 완성시킨다. 이렇게 형을 완성하여 기(氣)를 모으고 기를 모아서 신을 기르고 신을 잊어서 허(無)를 키운다. 이 운동을 통해 신체의 균형을 유지 내지 교정하고 오장육부의 기능 강화를 통하여 건강을 추구할 수 있다.

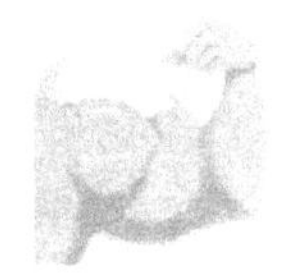

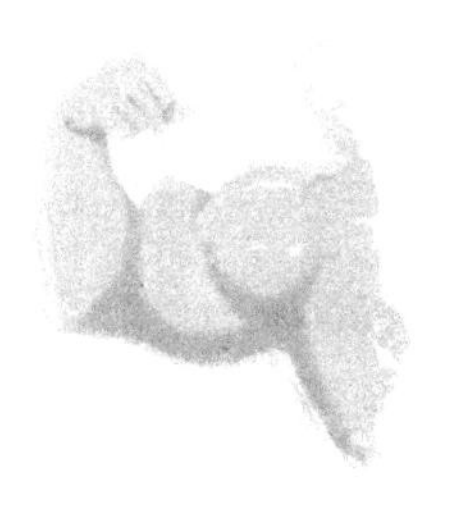

제 1 단계

기초 다지기 체조

훌륭한 건축을 할려면 기초가 단단해야 한다는 것은 상식적이다. 마찬가지 우리의 몸도 운동으로 근육, 관절등을 깨고 부수고 고르게 다져야한다. 바로 1 단계가 전술한 기초다지기 체조다

■ 거북이 걸음과 앉았다 일어서기

자세와 요령

1. 그림과 같이 양 손은 양 귀를 잡고 쪼그리고 앉는다. 시선은 앞을 본다. 숨과 마음을 가다듬고 긴장을 푼다.
2. 오른발을 앞으로 옮긴다. 이어서 왼발로 교차한다.
3. 박자에 맞추어 8 걸움 걸어 갔다가 다시 뒷걸움질로 8걸음 원위치로 온다.
4. 원위치로 왔으면 그 상태에서 엉덩이를 45도 각도로 들고 숨을 70프로 정도로 들이마신다.
5. 이어서 숨을 내뿜으면서 상체를 곧장 올린다. 이렇게 굿거리 장단에 맞추어 8회 반복 실시한다.

의념과 호흡

호흡은 자연호흡으로 평상시와 같이한다. 리듬과 순서에 입각해서 계속 하다보면 자연히 호흡운영법도 터득하게 된다. 오히려 호흡을 잘하려다 자칫 잘못하면 잘못된 호흡을 구축하게 된다.

효과

앉은 자세에서 온몸의 체중을 싣고 걸으면 몸 전체의 뒤틀린 관절과 근육이 강력히 이완된다.

자세와 요령

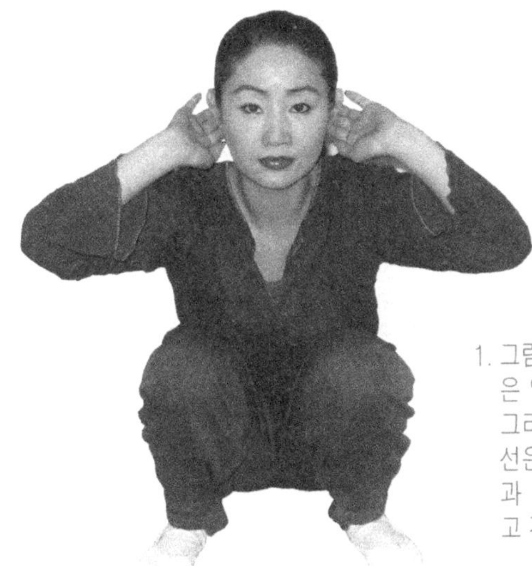

1. 그림과 같이 양 손은 양 귀를 잡고 쪼그리고 앉는다. 시선은 앞을 본다. 숨과 마음을 가다듬고 긴장을 푼다

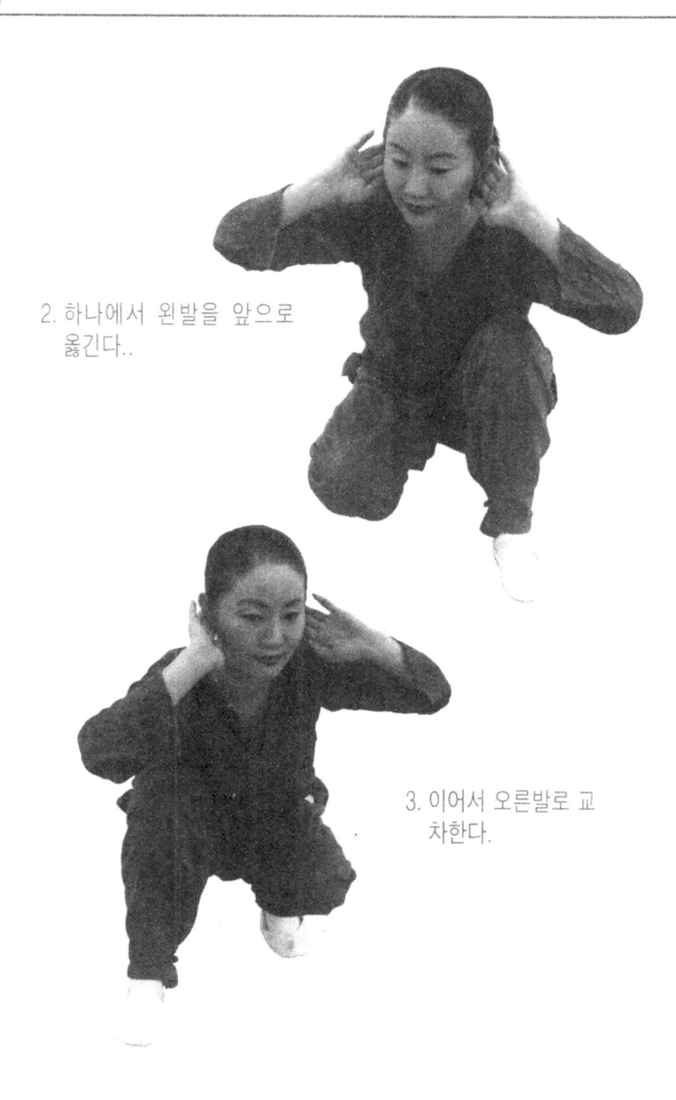

2. 하나에서 왼발을 앞으로 옮긴다..

3. 이어서 오른발로 교차한다.

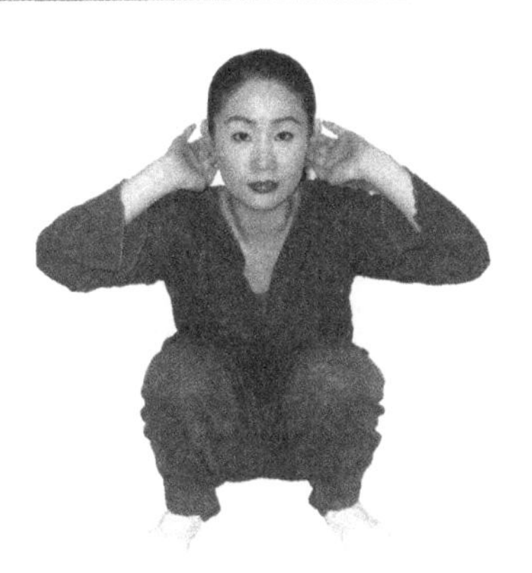

4. 박자에 맞추어 8 걸음 걸어갔다가 다시 뒷걸움질로 8걸음 걸어 원위치로 온다.

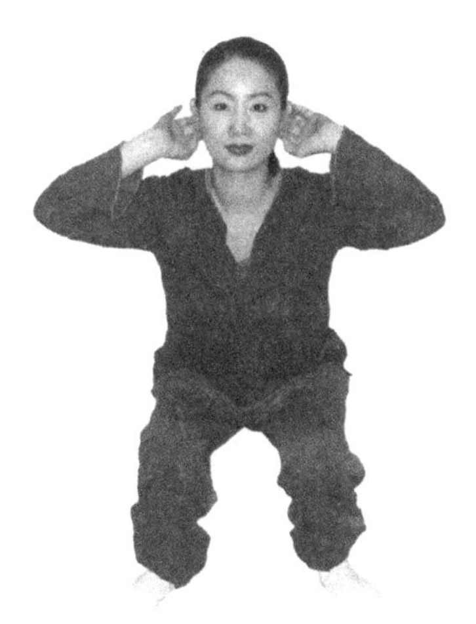

5 원위치로 왔으면 그 상태에서 엉덩이를 45도 각도로 들고 숨을 70프로 정도로 들어마신다.

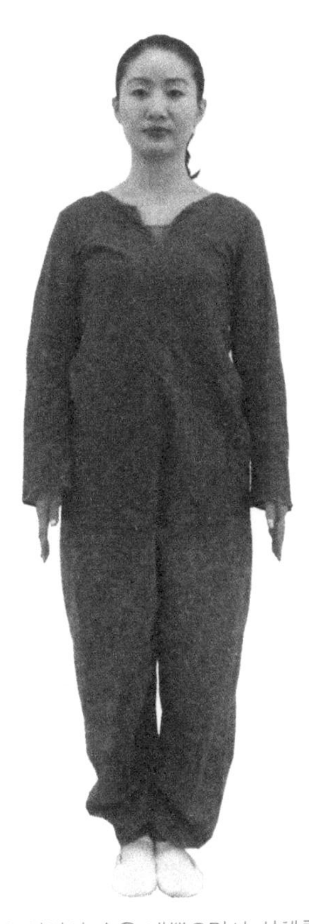

6. 이어서 숨을 내뿜으면서 상체를 곧장 올린다. 이렇게 굿거리 장단에 맞추어 8회 반복 실시한다.

■ 허리 꺾어 뒤로 제치기

자세와 요령

1. 선 자세에서 호흡과 마음을 가다듬는다
2. 양 발을 어깨 넓이로 벌리고 무릎은 90 각도로 내린다.
3. 양 손은 가볍게 주먹을 쥐고 마치 봉을 양 손으로 잡아서 양 가슴에 붙일듯 말듯 이 한다.
4. 양 팔굽은 앞으로 내민다.
5. 양 손은 머리 위로 올린다.
6. 허리, 등을 무릎을 낮추면서 박자에 맞추어 조금씩 조금씩 꺾는다. (8박자 까지)
7. 이어서 최대로 꺾은 상태에서 양 무릎을 낮추었다가 높였다가 한다. (8박자 반복한다) 머리 위로 올린 손과 어깨로 몸의 중심을 잡는다.

호흡과 의념

전과 동일한 호흡을 한다. 그리고 주의할 점은 허리를 뒤로 조금씩 꺾을때 의념을 척추가 뒤 활처럼 휘고 있다고 의념한다. 넘어가지 않도록 조심해야 한다.

효과

우리는 항상 앞으로 굽힌상태에서의 대부분 활동을 하고 있다. 그러기 때문에 허리와 배를 뒤로 펴서 꺾어줄 필요성이 있다. 즉 전술한 동과 반동의 황금법칙의 체조법으로 건강과 몸의 균형에 지대한 효과를 얻을 수 있다.

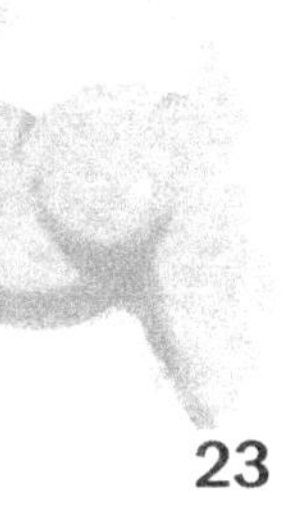

자세와 요령

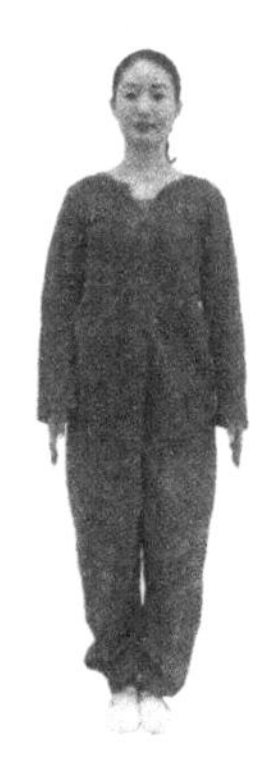

1. 선 자세에서 호흡과 마음을 가다듬는다

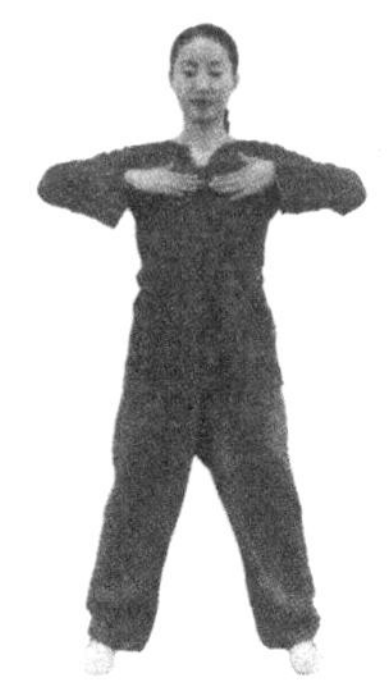

2. 양 발을 어깨넓이로 벌리고 무릎은 90도로 내린다.

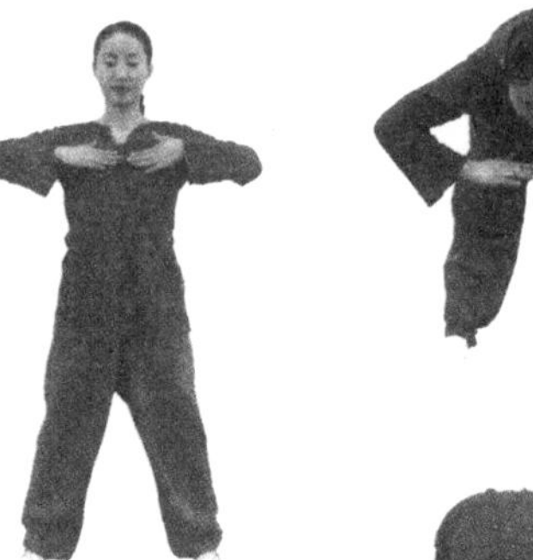

3. 양 손은 가볍게 주먹을 쥐고 마치 봉을 양손으로 잡아서 양가슴에 붙일듯 말듯하듯이 한다.

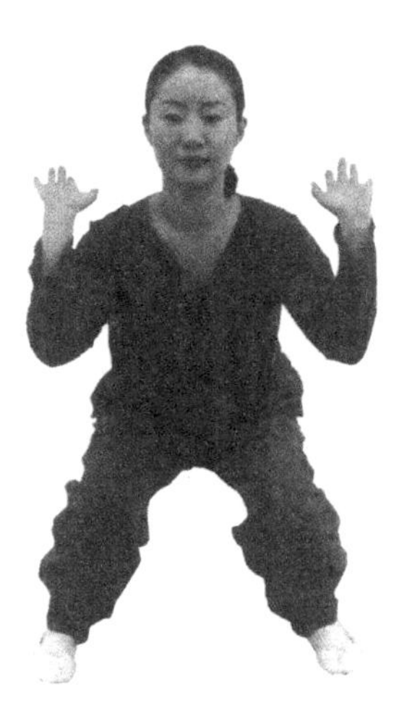

4. 양 팔굽은 앞으로 내민다.

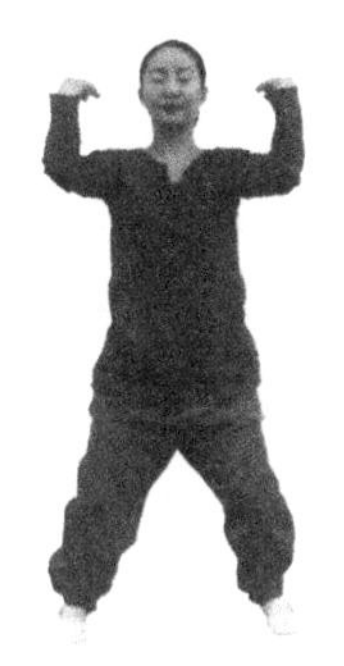

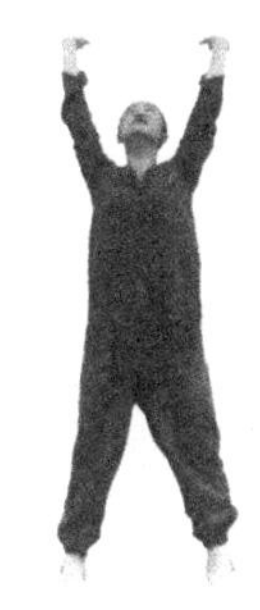

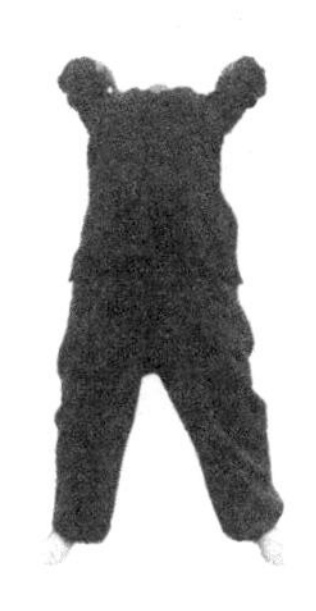

5. 양 손은 머리 위로 올린다

6. 허리, 등을 무릎을 낮추면서 박자에 맞추어 조금씩 조금씩 꺾는다. (8박자까지)

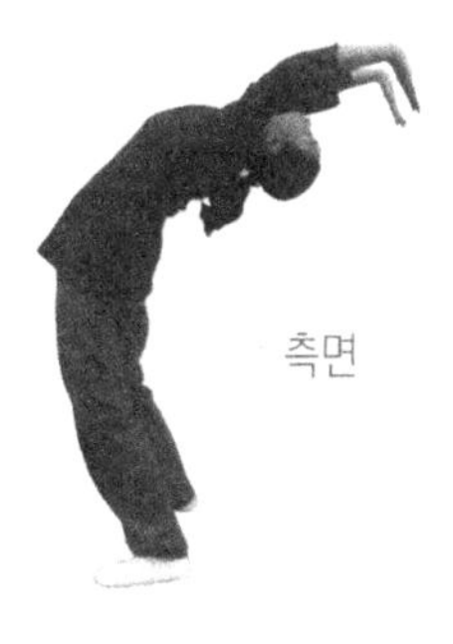

측면

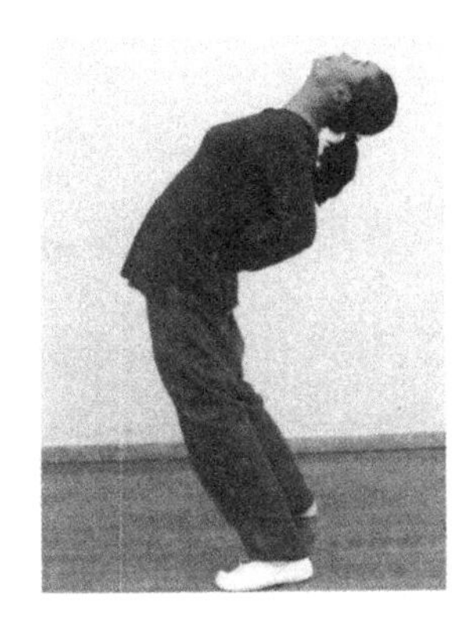

7. 이어서 최대로 꺾은 상태에서 양 무릎을 낮추는데 (8박자 반복한다.) 머리 위로 올린 손과 어깨로 몸의 중심을 잡는다.

■ 무릎 올리기

자세와 요령

1. 양 팔을 양 옆으로 벌리고 호흡과 마음을 가다듬는다.

2. 오른쪽 무릎을 올리며 동시에 왼손을 무릎으로 내리면서 무릎과 마주친다.

3. 이어서 무릎과 손을 바꾸어 전과 동일하게 실시한다. (8회 박자에 맞추어 반복해서 실시.)

호흡과 의념

호흡은 전과 동일한 자연호흡에 무릎을 최대로 올린다. 손과 무릎이 마주칠 때 숨을 내뿜으면서 강하게 마주친다는 의념을 갖는다.

효 과

골반과 허리는 물론 아랫배 내지는 단전에 강력한 운동이 된다. 또한 장, 특히 변비에 큰 효과를 볼 수있다.

자세와 요령

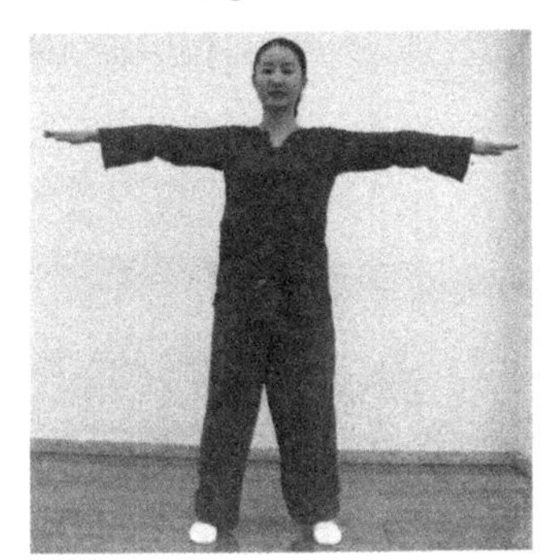

1. 양 팔을 양 옆으로 벌리고 호흡과 마음을 가다듬는다.

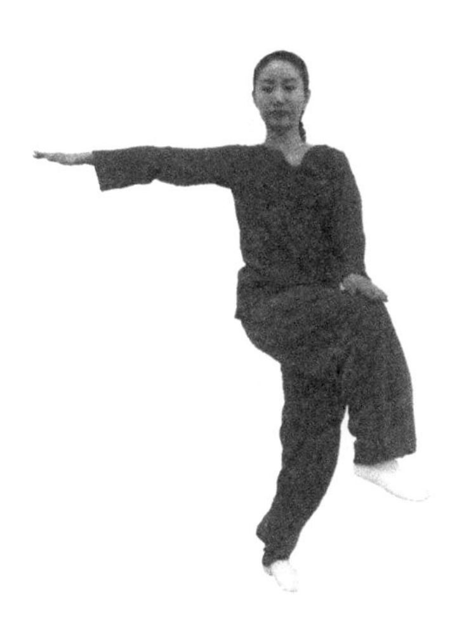

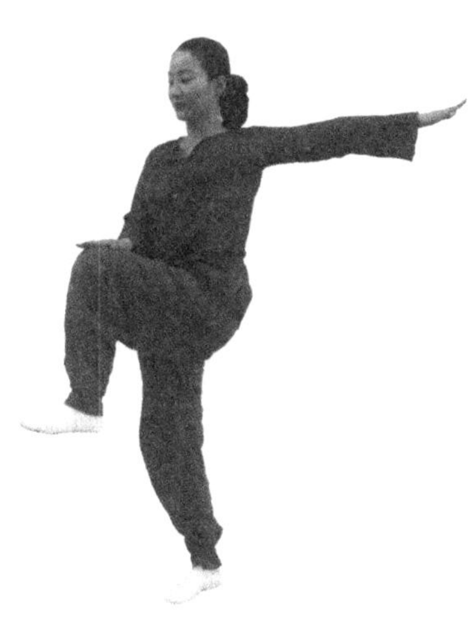

2. 오른쪽 무릎을 올리며 동시에 왼손을 무릎으로 내리면서 무릎과 마주친다.

3.이어서 무릎과 손을 바꾸어 전과 동일하게 실시한다. (8회 박자에 마추어 반복 실시.)

■ 허리 꺽어 펴기

자세와 요령

1. 선 자세에서 온몸의 긴장을 풀고 호흡과 마음을 가다듬는다.
2. 하나에서 양 손을 가슴으로 가져온다.
3. 하나에서 양 손바닥을 가볍게 허리를 굽혀 바닥에 댄다. 이어서 둘에 약간 허리를 폈다가 반동을 이용해서 강하게 바닥에 댄다.
4. 이어서 셋에 양 손을 들고 무릎을 약간 내린다.
5. 넷에 오금과 허리 양 손을 쭉 올린다.
6. 다섯에서 쭉 올린 팔과 함께 우측 옆으로 허리를 꺾는다.
7. 여섯에 왼쪽 손바닥을 오른쪽 발등에 댄다. 이어서 일곱에 허리를 약간 움츠린다. 여덜에 다시 힘있게 손바닥을 발등에 댄다.
8. 이어서 일곱 여덟에 그림과 같이 원위치로 돌아온다.

다음은 같은 순서로 좌측으로 실시한다. 장단은 굿거리 장단이나 아니면 속으로 구령을 붙여도된다.

호흡과 의념

자연 호흡을 한다. 엎드릴 때는 숨을 들이쉬고 힘을 가할 때는 숨을 내뿜는다. 양 손바닥을 바닥에 처음으로 댈 때는 가볍게 한 다음 두 번째는 반동을 이용해서 강하게 한다. 이경우는 처음부터 강하게 허리를 꺾으면 무리가 올 수도 있기때문에 가볍게 풀어준다.

효과

허리, 다리, 어깨등을 이완 시킨다.

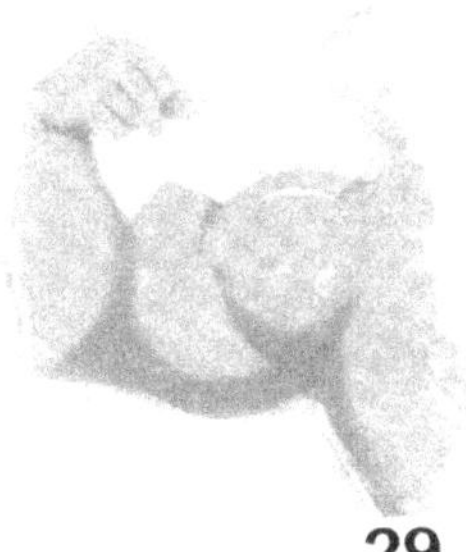

자세와 요령

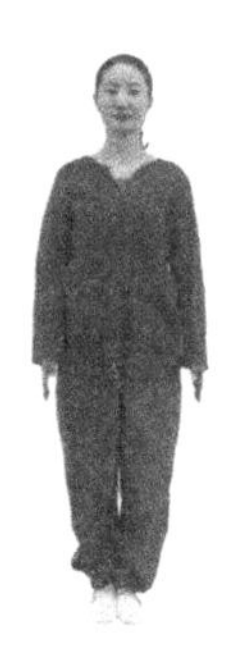

1. 선 자세에서 온몸의 긴장을 풀고 호흡과 마음을 가다듬는다.

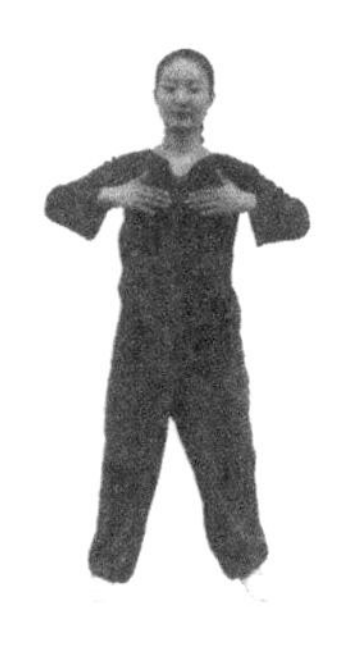

2. 하나에서 양 손을 가슴으로 가져온다.

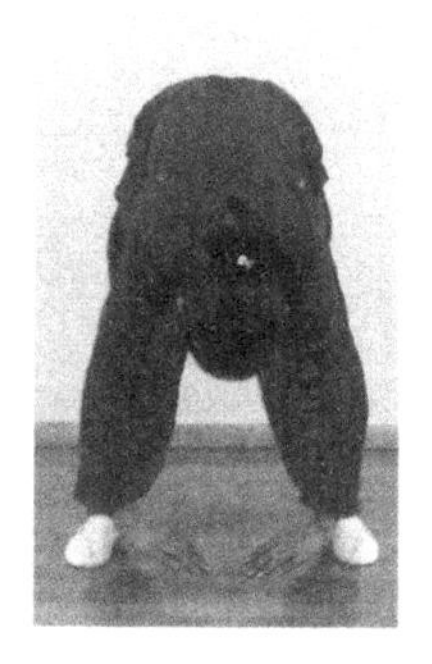

3. 하나에서 양 손바닥을, 가볍게 허리를 굽히며 바닥에 댄다. 이어서 둘에 약간 허리를 폈다가 반동을 이용해서 강하게 바닥에 댄다.

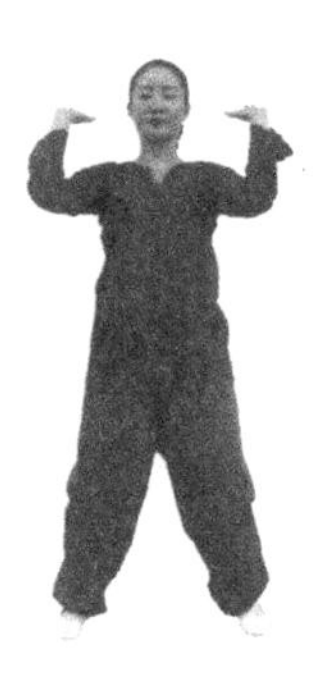

4. 이어서 셋에 양 손을 들고 약간 무릎을 내린다.

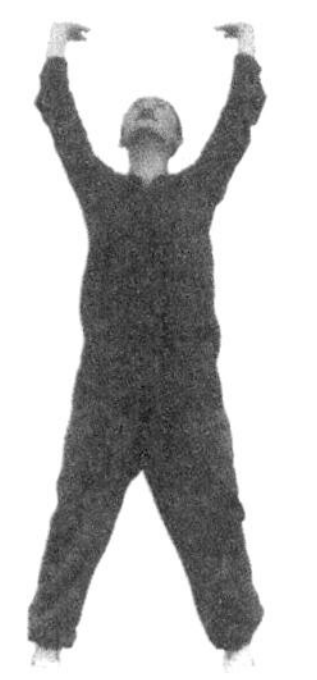

5. 넷에 오금과 허리 양 손을 쭉 올린다.

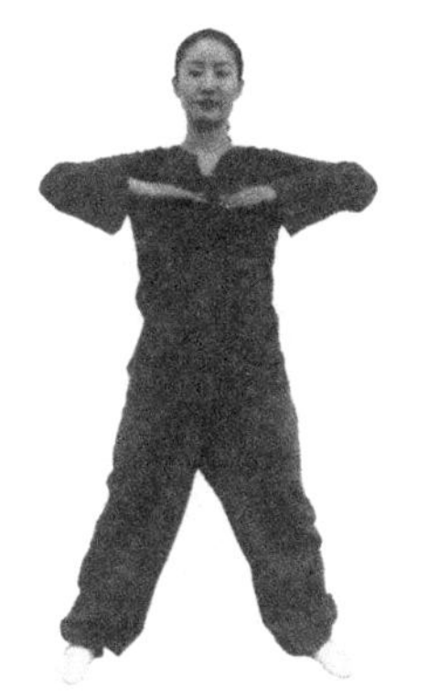

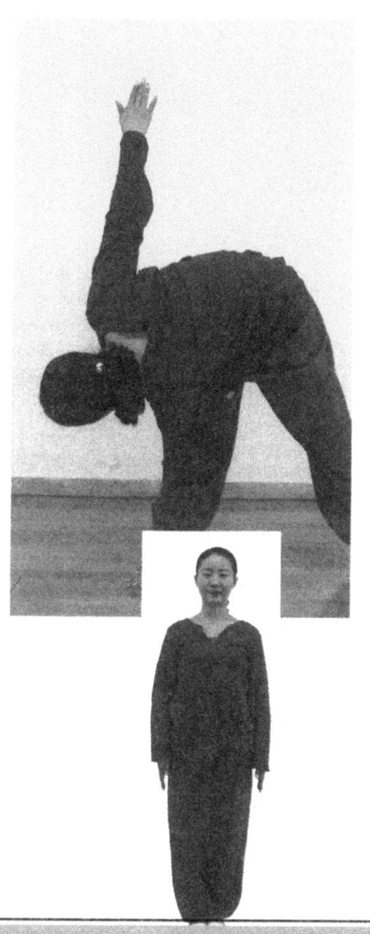

7. 다섯에 왼쪽 손바닥을 오른쪽 발등에 댄다. 이어서 여섯에 허리를 약간 움추렸다가 다시 힘있게 손바닥을 발등에 댄다.

8. 이어서 일곱 여덟에 그림과 같이 원위치로 돌아온다. 다음은 같은 순서로 좌측으로 실시한다. 장단은 굿거리 장단이나 아니면 속으로 구령을 붙여도 된다.

■ 손 발꿈치에 대기

자세와 요령

1. 선 자세에서 호흡과 마음을 가다듬는다.
2. 하나에서 왼쪽 다리는 뒤의 옆으로 벌리고 동시에 앞 가슴으로 양쪽 손바닥을 모으면서
3. 둘, 셋, 넷까지 손을 대각선으로 벌리고 넷에 왼쪽 뒷 발을 올리며 왼손과 마주친다.
4. 넷에 왼 손과 왼발을 뒤로 들어 마주친다.
5. 이어서 손과 발을 바꾸어 네 박자로 다음 순서들을 반복해서 실시한다.

호흡과 의념

호흡은 전과 동일하게 자연호흡을 한다.

효과

팔 ,다리 ,허벅지와 무릎의 운동이된다.

자세와 요령

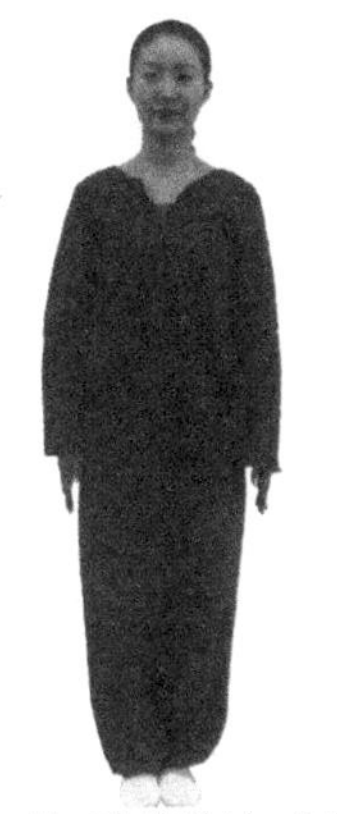

1. 선 자세에서 호흡과 마음을 가다듬는다.

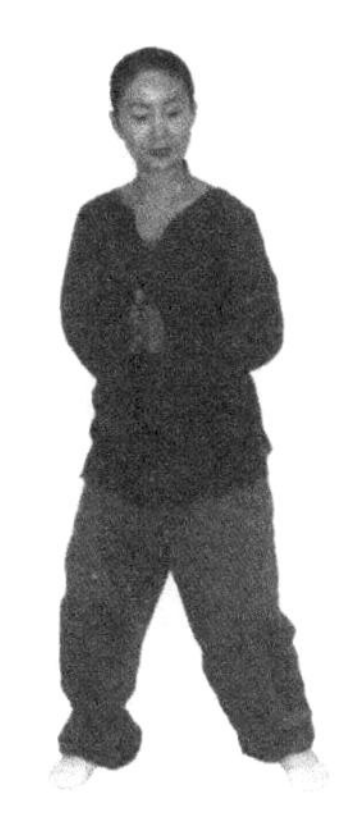

2. 하나에서 왼쪽 다리는 뒤의 옆으로 벌리고 동시에 앞 가슴으로 양쪽 손바닥을 모으면서 둘, 셋, 넷까지 손을 대각선으로 벌리고 넷에 왼쪽 뒷발을 올리며 왼손과 마주친다.

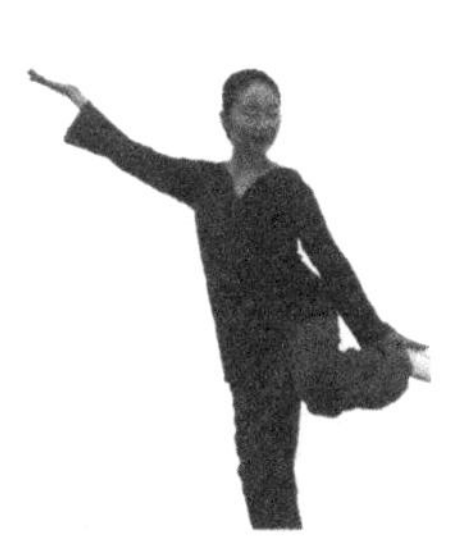

3. 넷에 왼손과 왼발을 뒤로 들어 마주친다.

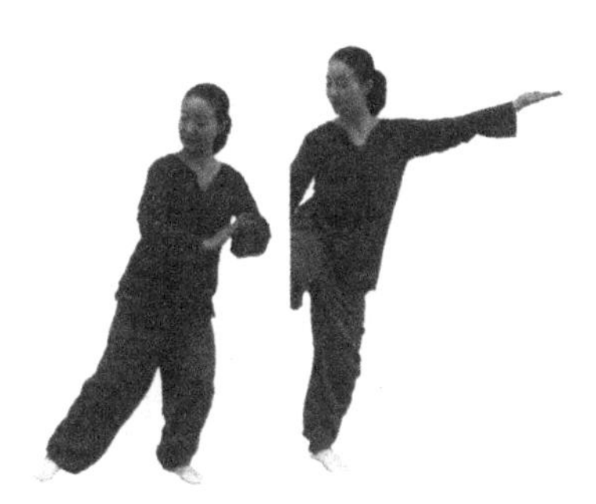

4. 이어서 손과 발을 바꾸어 네 박자로 반복해서 실시한다.

접시 돌리기

자세와 요령

1. 다리는 자기 어깨 넓이로 벌리고 양 손은 허리 옆에 가볍게 대고 긴장을 푼다.
2. 오른손을 앞으로 내민다. 손 바닥은 위로 하여 물이 가득 찬 접시를 쥐고 있다고 생각한다.
3. 가득 찬 물을 손바닥에 올려놓고 머리 위로 올린다. 우측으로 향한다.
4. 그림과 같이 뒤로 돌린다.
5. 머리 위에서 완전히 돌린다 .
6. 머리 위에서 완전히 돌린다음 다시 내리다 보면 자연히 그림과 같이 몸이 숙여지게 된다.
7. 그대로 허리춤까지 손을 가져온다.
8. 원위치로 돌아온다. 8박자 속에 오른손을 돌려준다.
9. 이어서 손과 방향을 바꾸어 반대로 전과 동일하게 실시
10. 11, 12, 13 반대의 순서로 8 박자로 실시.

호흡과 의념

자연호흡으로 움직이면서 자연히 호흡을 배우게 된다.

효과

이 체조법은 머리 끝에서 발끝까지 효과를 주는 전신운동이다. 지금까지 부분 부분 깨부수고 했던 것을 가볍게 전신을 고루는 전체성이기도하다.

자세와 요령

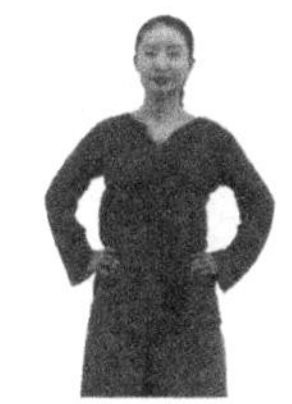

1. 다리는 자기 어깨 넓이로 벌리고 양 손은 허리옆에 대고 긴장을 푼다.

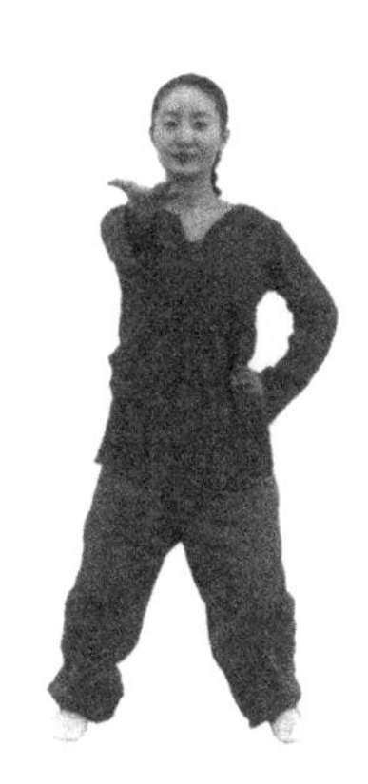

2. 오른손을 앞으로 내민다. 손바닥은 위로 하여 물이 가득 찬 접시를 쥐듯 생각한다.

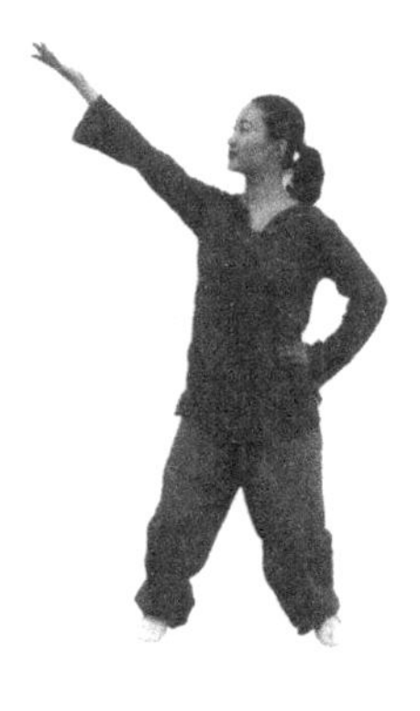

3. 가득 찬 물을 손바닥에 올려놓고 머리 위로 올린다. 우측으로 향한다.

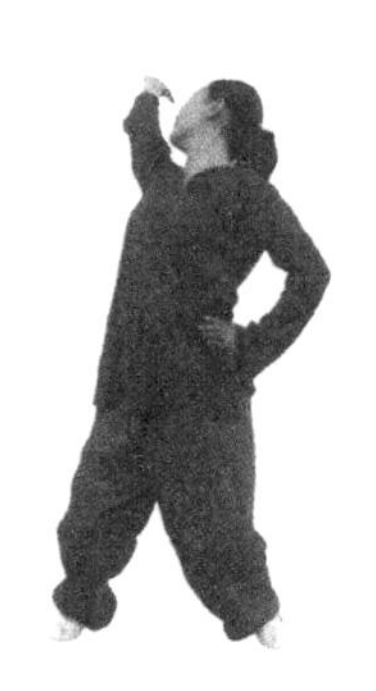

4. 그림과 같이 뒤로 돌린다.

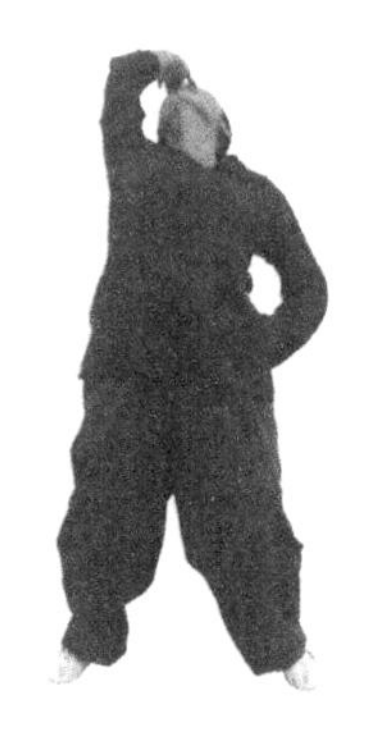

5. 머리 위에서 완전히 돌린다.

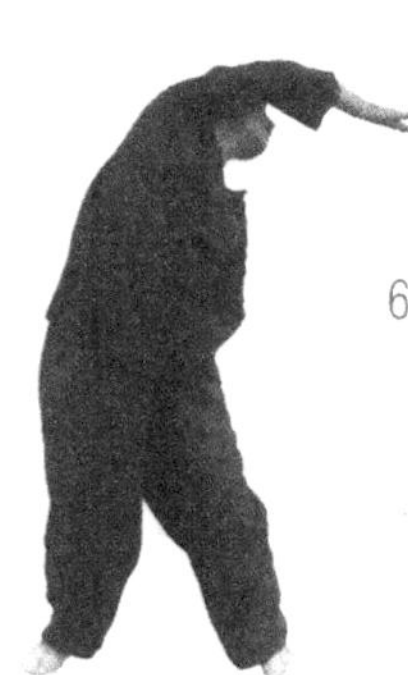

6. 머리 위에서 완전히 돌린 다음 다시 내려다보면 자연히 그림과 같이 몸이 숙여지게 된다.

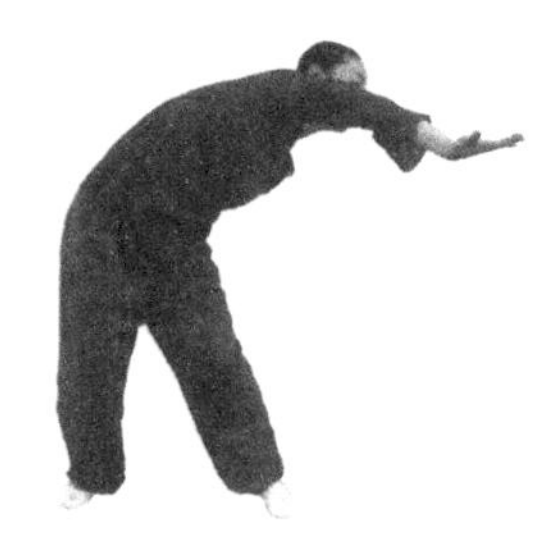

7. 그대로 허리춤까지 손을 가져온다.

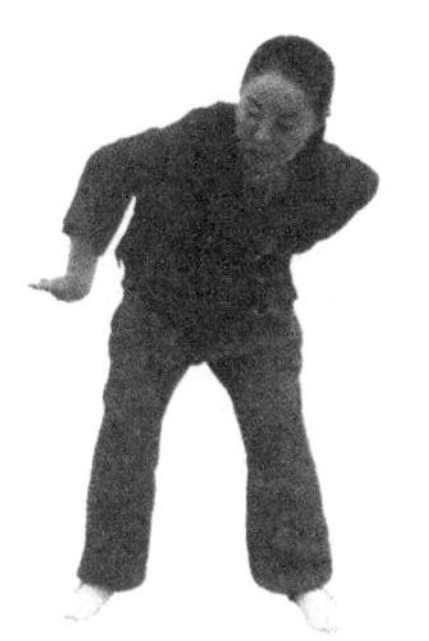

9. 이어서 손과 방향을 바꾸어 반대로 전과 동일하게 실시한다.

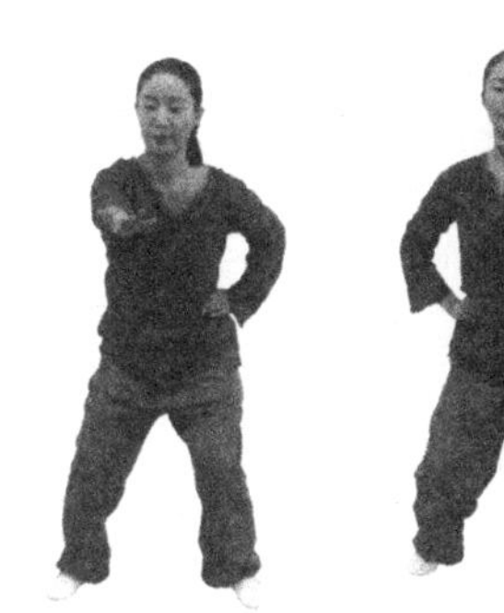

10. 11, 12, 13 반대의 순서로 8 박자로 실시.

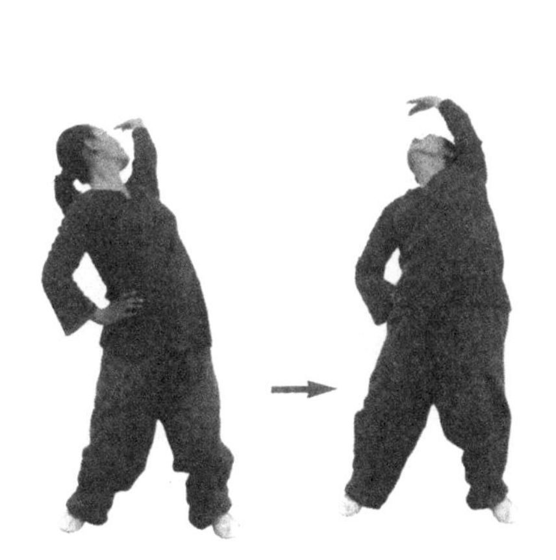

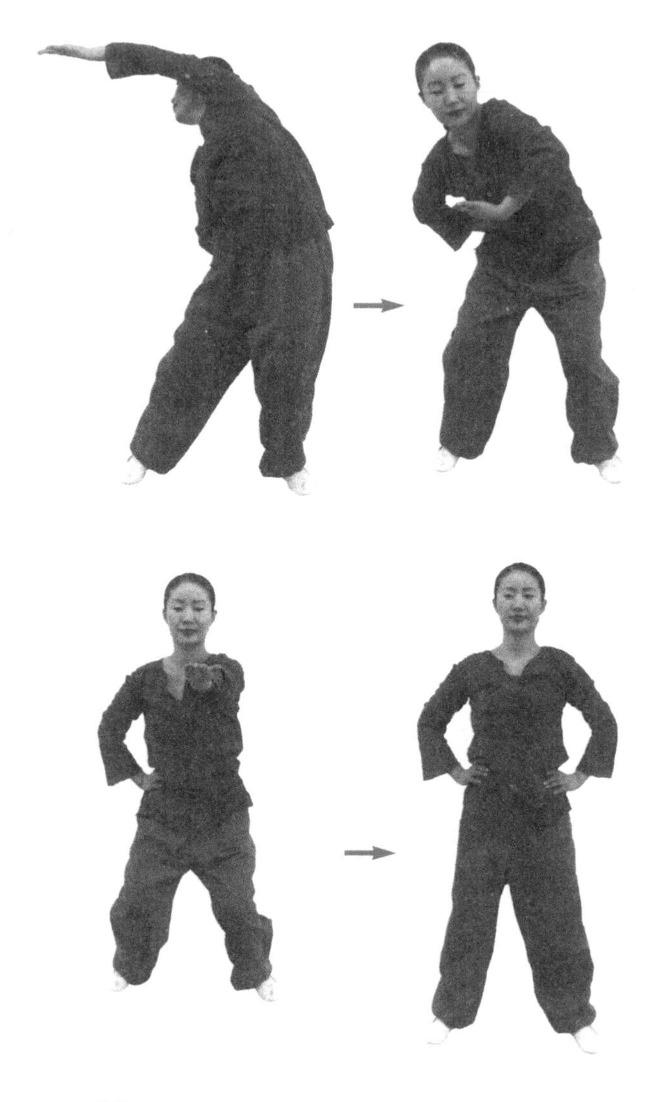

제 2 단계

기 모으기

전술한 1단계에서는 건축물을 부수고 깨고 곧바르게 기둥을 세웠다. 2단계는 건축을 고르게 하는 과정이다. 한마디로 말해 우리몸을 닦고 갈아서 본격적인 기를 축적시키는 과정이다.

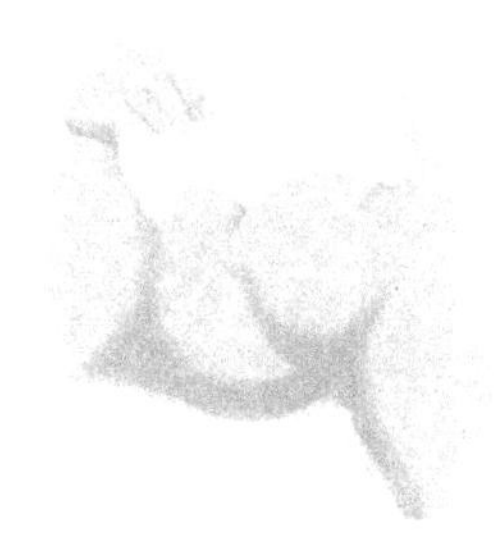

■ 학 날개 펴기

자세와 요령

자세와 요령은 그림에 설명한 내용을 참고할 것.

호흡과 의념

이 체조법은 본격적인 동공 체조법으로 순서와 리듬에 정신을 집중한다. 의념은 온몸에 천기, 지기, 자연의 기둥이 내 몸에 빨려들어오고 있다는 느낌을 갖는다. 움직임은 리듬을 타고 기에 의해서 흐르고 있다고 의념을 둔다.

효과

전신에 기를 골고루 축적시키고 따라서 나쁜 기를 배출시킨다.

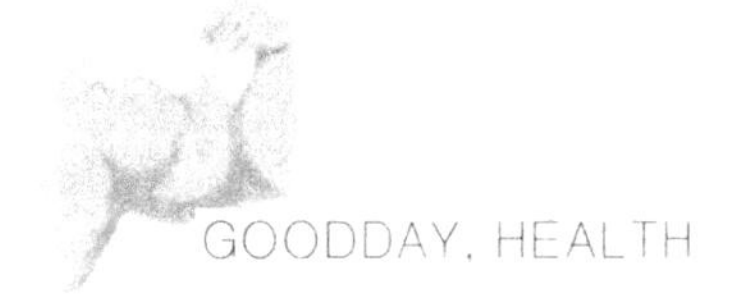

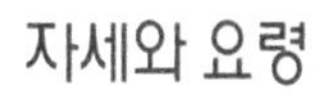

자세와 요령

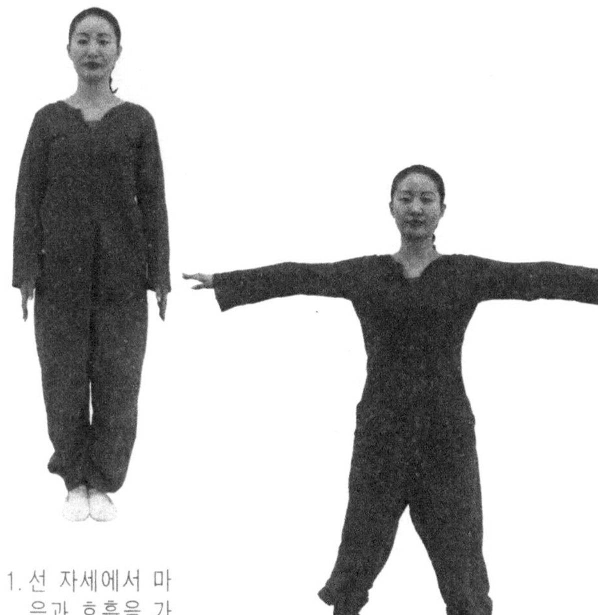

1. 선 자세에서 마음과 호흡을 가다듬고 긴장을 푼다.

2. 한 박자에 양 팔을 옆으로 수평으로 벌린다.

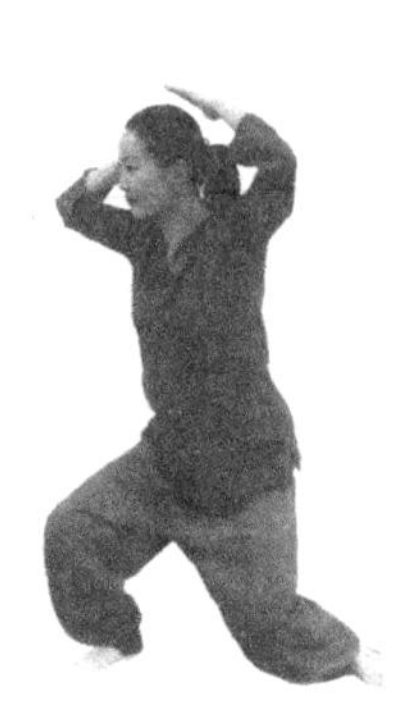

3. 그림과 같이 오른손은 우측 옆으로 내밀고 왼손은 머리 뒤로 가져간다.

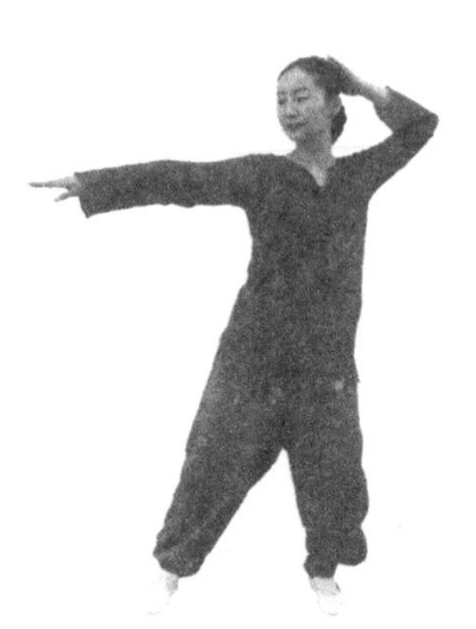

4. 왼발은 뒤로 빼면서 몸의 체중을 왼발에 실린다. 이 세 가지 동작을 하나에서 동시에 진행한다.

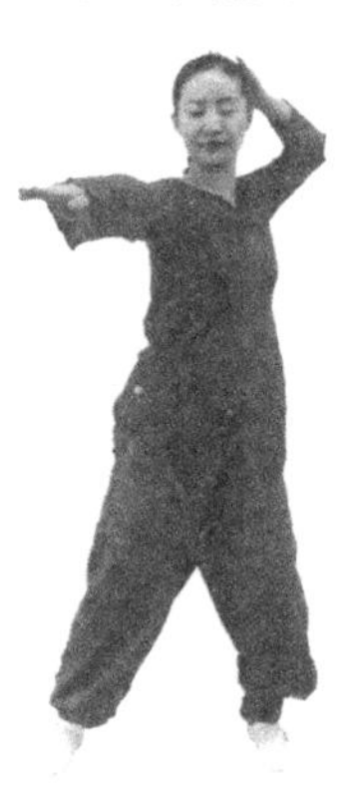

5. 시선은 똑바로 하고 앞의 손끝을 주시하면서 6박자까지 좌측으로 몸만을 움직인다.

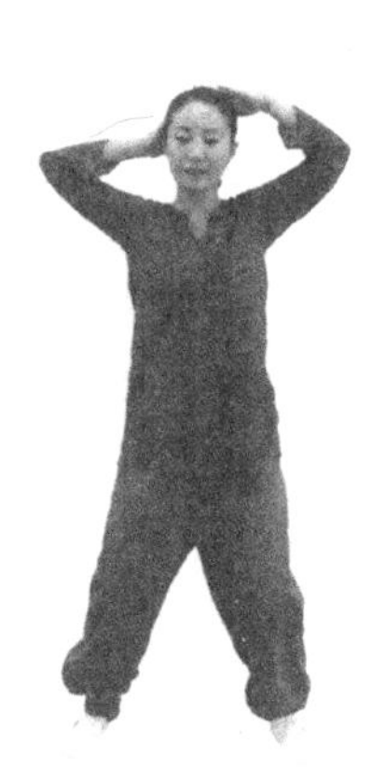

6. 7-8 박자에서 손과 다리를 교차한다.

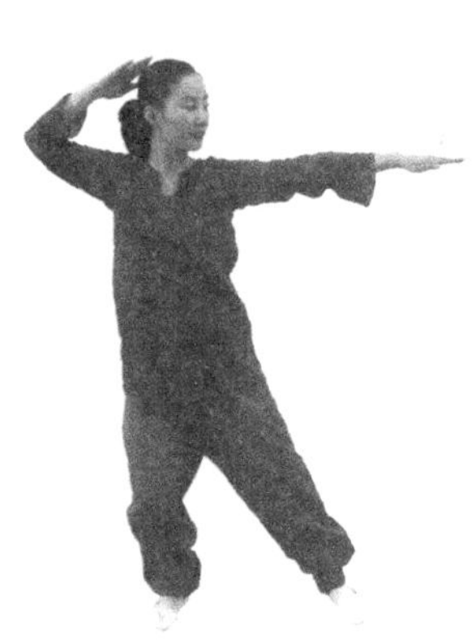

7. 손과 발이 교차되었으면 다시 7박자까지 오른쪽으로 옮긴다.

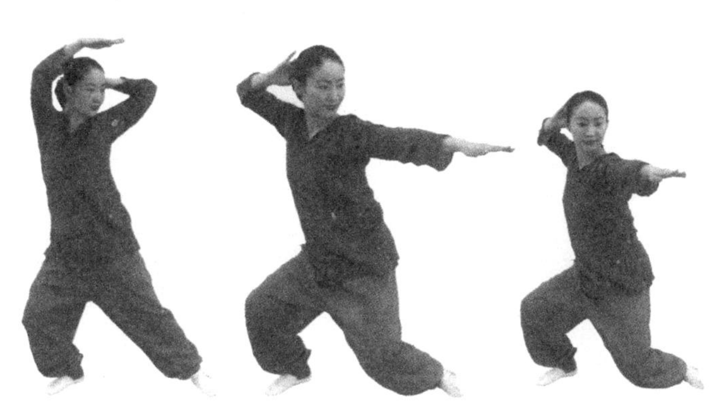

8. 8박자에 손발을 교차하면서 한단계 무릎을 낮추고 전과 동일하게 진행한다.

9. 무릎을 45도 각도로 내린다.

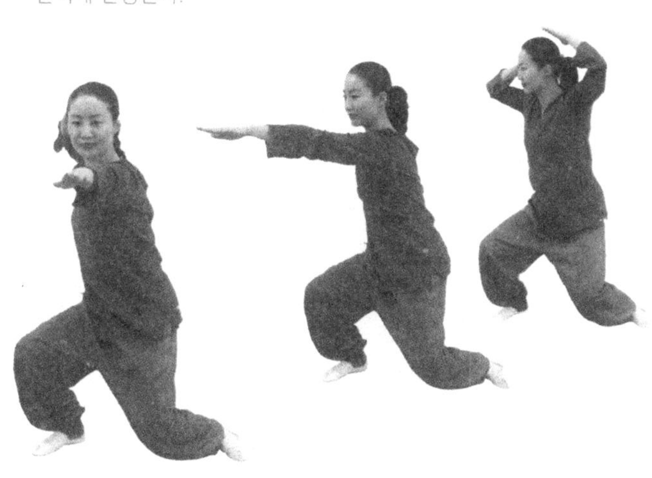

10. 7-8 에 한 박자 속에 오른팔을 뿌려 준다.

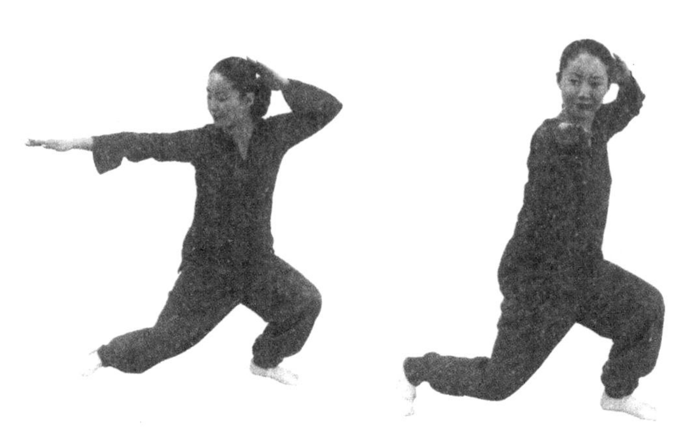

11. 12. 13. 낮게 앉아서 뿌려주었으면 전과 동일하게 8박자에 진행하고 다시 손과 발을 바꾸어 7박자 진행 후 8박자에서 무릎을 바닥에 대면서 날개를 편다.

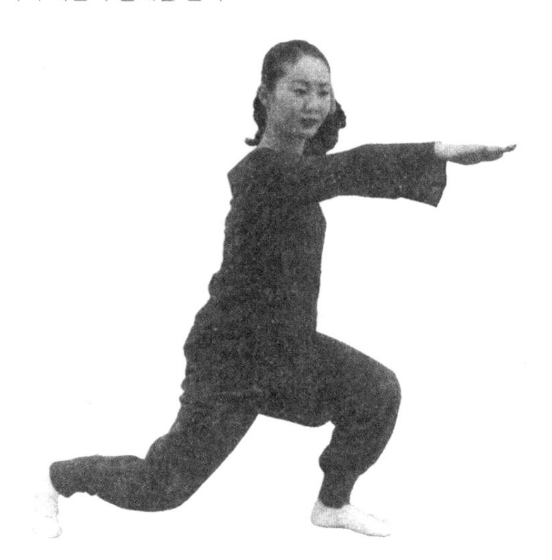

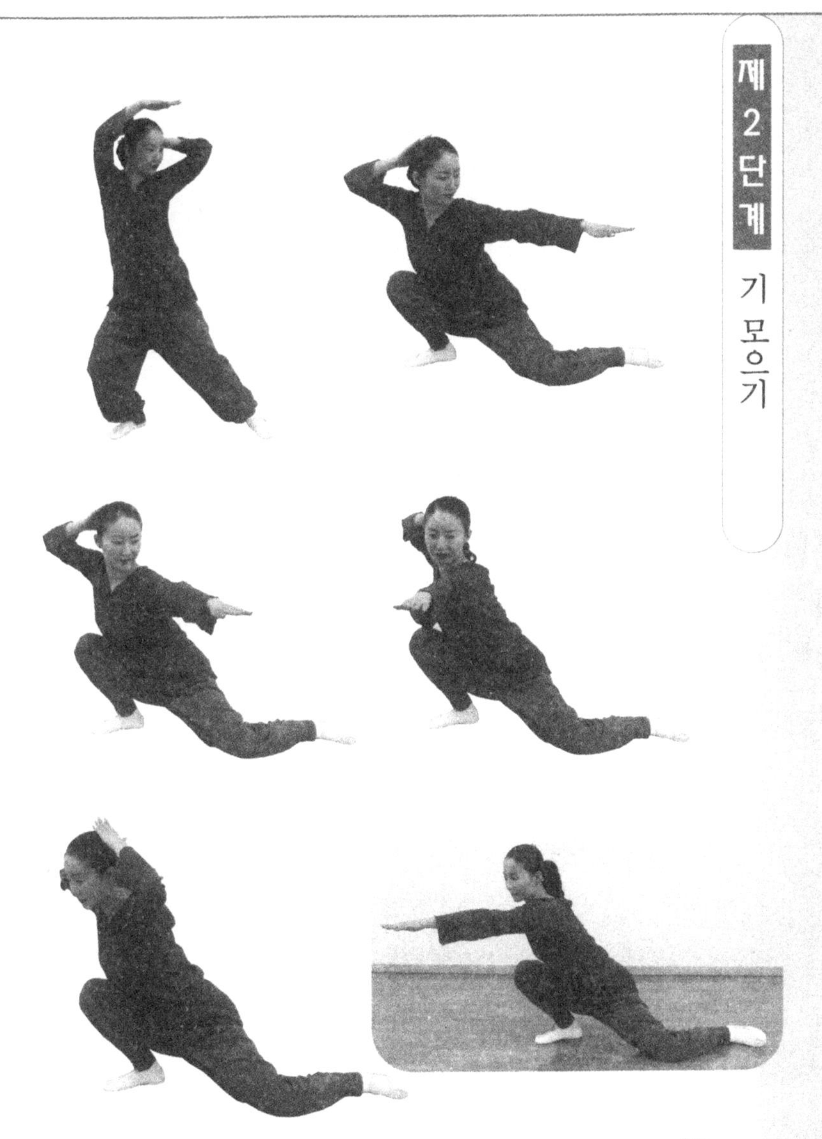

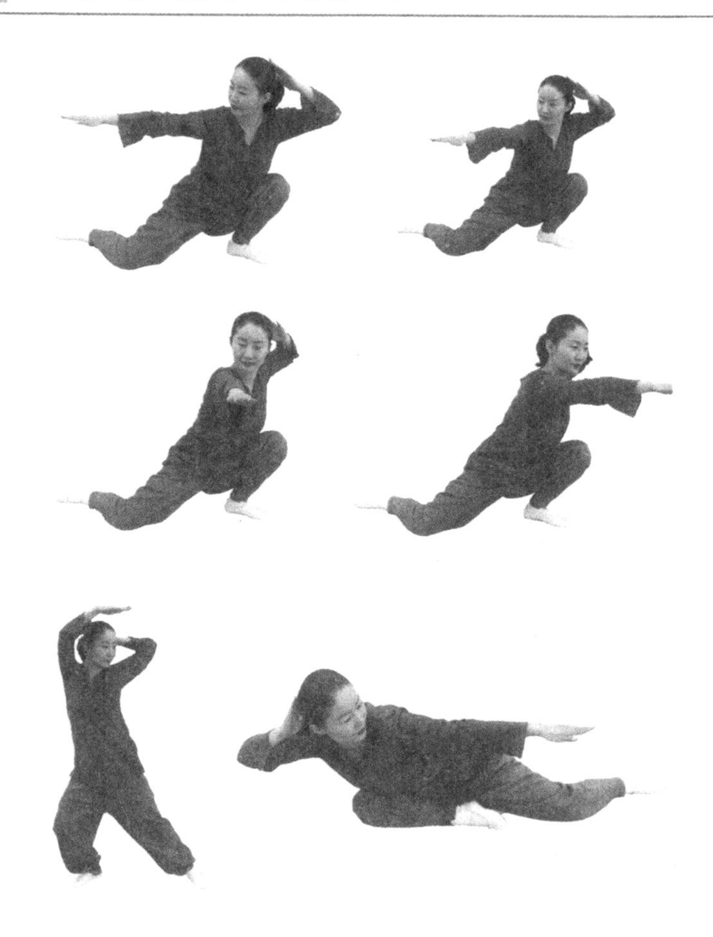

14, 15. 16, 17, 18, 이번에는 양 무릎을 바닥에 대고 전과 같은 방법으로 8박자 로 실시하고 이어서 중간 16박자로 처음에 시작한 방법 등으로 자세를 높였다 낮추었다가 한다. 이어서 이 체조가 끝나면 다시 일어서서 원위치에서부터 시작한다.

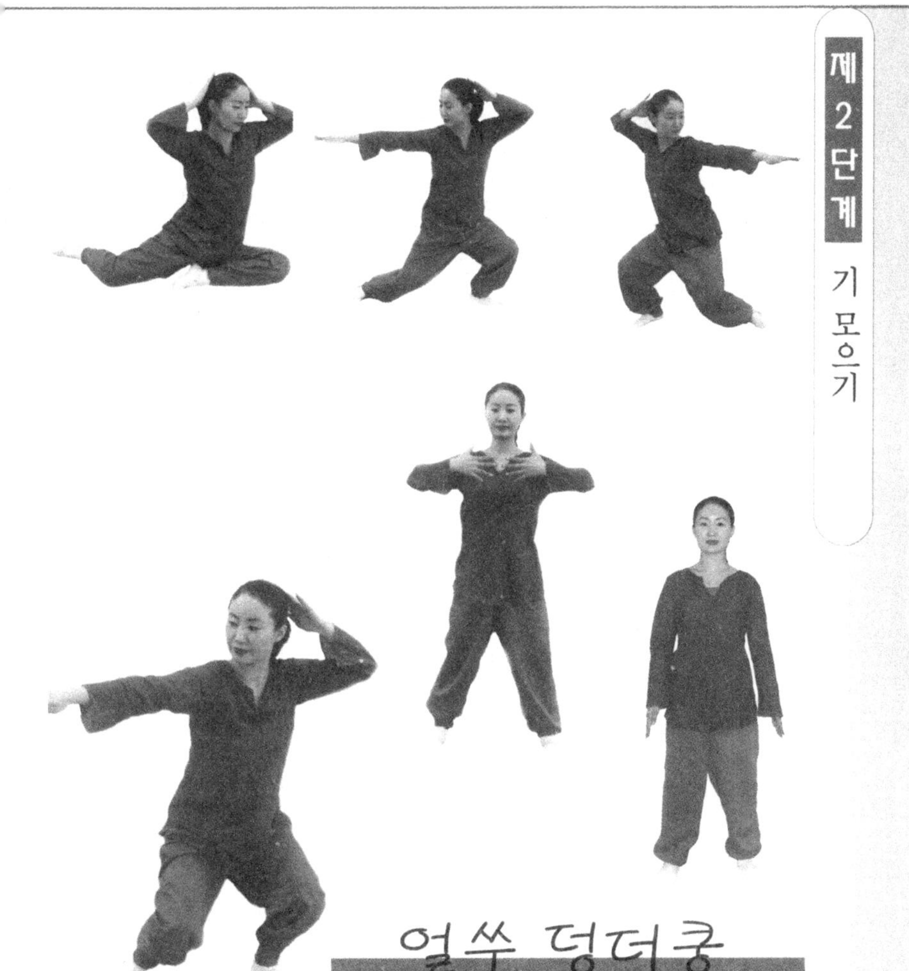

얼쑤 덩더쿵

■ 숨 고르기

자세와 요령

1. 똑바로 선 자세에서 호흡과 마음을 가다듬는다.
2. 그림과 같이 양 발은 어깨 넓이로 벌리고 양 팔은 양 옆으로 벌린다.
3. 손바닥을 위로 하고 리듬에 맞추어 양 손바닥을 천기, 자연의 기등이 빨려 들어오고 있다고 의념을 두면서 머리 위로 올린다.
4. 양 손을 머리 위까지 올렸으면 머리 정수리(백회)로 기를 넣는다는 의념을 갖는다.
5. 머리부터 얼굴로, 가슴으로 손바닥을 내린다. 손바닥과 얼굴 가슴 사이는 달락 말락하되 기가 손바닥과 같이 빨려 내려가고 있다고 의념을 둔다.
6. 가슴에서 하단전까지 내린다.
7. 하단전까지 내렸으면 기를 짜서 양쪽 발바닥 용천혈로 내린다. 8박자까지 진행한다.

8. 이어서 양 무릎을 90도 각도로 내리고 양 손은 각기 무릎 위에 올려놓는다.

10. 반대로 실시, 8박자까지 반복 한다.

호흡과 의념

호흡은 자연호흡으로 한다. 손바닥이 가까이 닿는 부분에서 손바닥의 기가 당겨져 내린다는 의념을 강렬하게 둔다.

자세와요령

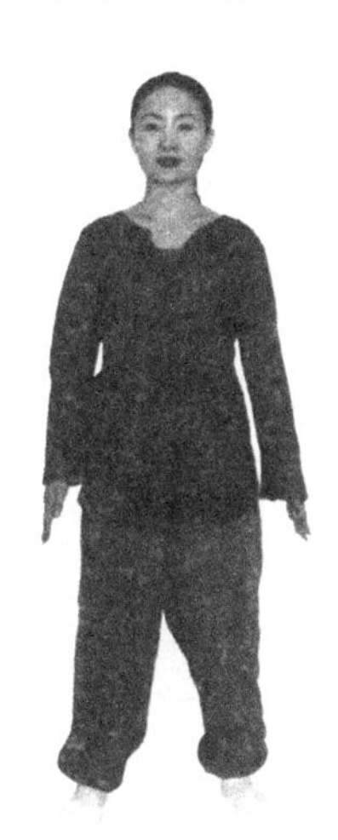

1. 똑바로 선 자세에서 호흡과 마음을 가다듬는다.

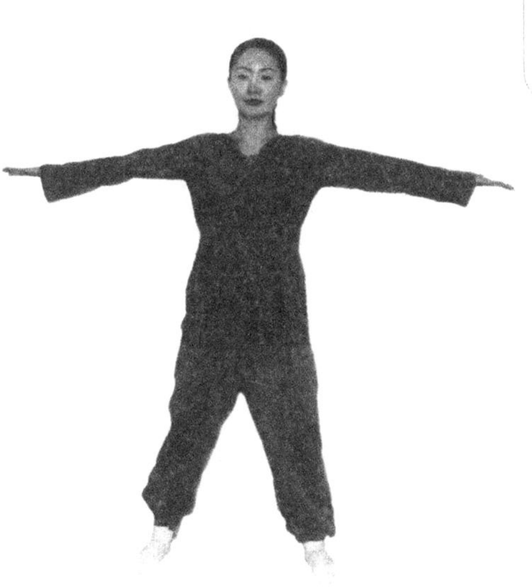

2. 그림과 같이 양 발은 어깨 넓이로 벌리고 팔을 양 옆으로 벌린다.

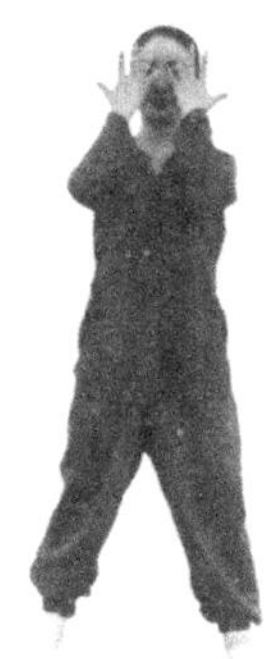

3. 손바닥을 그림과 같이 위로 하고 리듬에 맞추어 양 팔의 손바닥으로 천기, 자연의기 등이 빨려들어 오고 있다는 의념을 두면서 머리 위로 올린다.

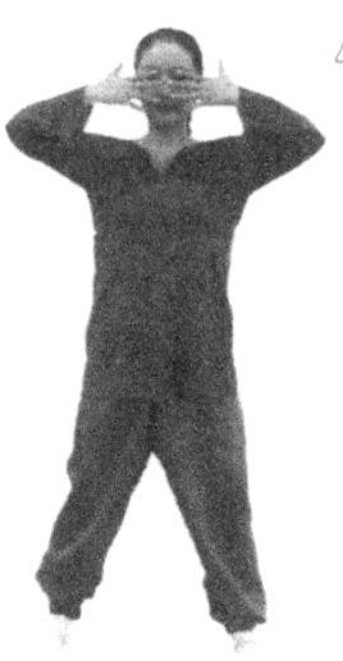

4. 양 손을 머리 위까지 올렸으면 머리 정수리(백회)로 기를 넣는다는 의념을 갖는다.

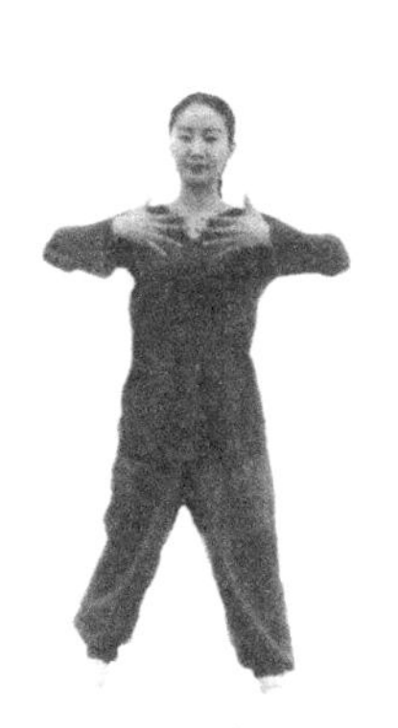

5. 머리부터 얼굴로, 가슴으로, 손바닥을 내린다. 손바닥과 얼굴 가슴 사이는 달락 말락하되 기가 손바닥과 함께 빨려 내려가고 있다는 의념을 둔다.

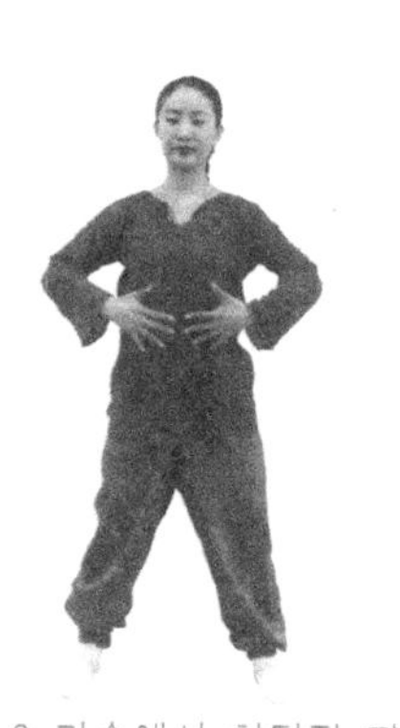

6. 가슴에서 하단전 까지 내린다.

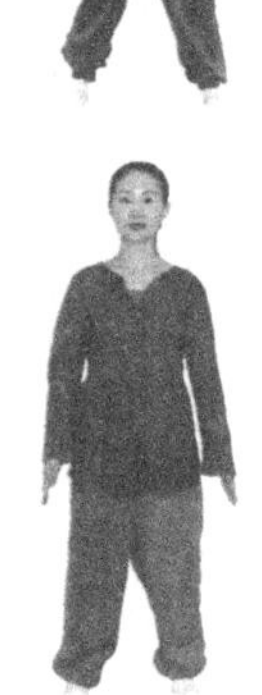

7. 하단전까지 내렸으면 기를 짜서 양쪽 발바닥 용천혈로 내린다. 8박자 까지 진행한다.

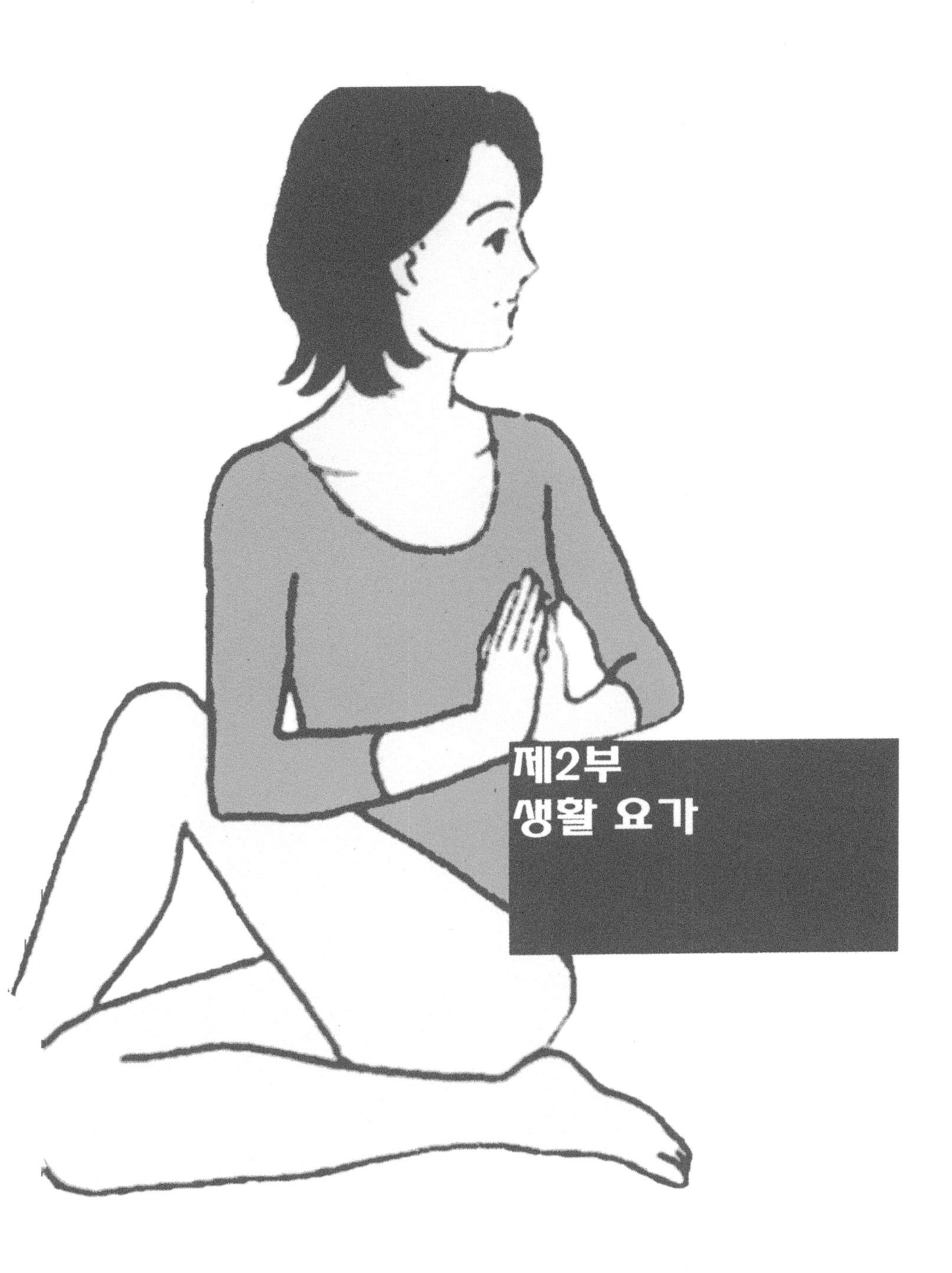

제2부
생활 요가

1 요가란 무엇인가

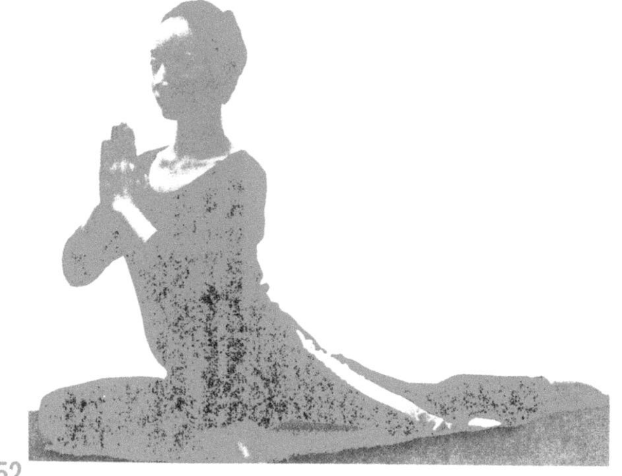

요가가 명상을 뜻하는 말로 쓰이기 시작한 것은 기원전 500-300년경의 "우파니샤드"라는 인도 고대 문헌에서 부터다 이 문헌에서 요가는 심신을 조절하여 자아를 진정으로 이롭게 하는 방법, 즉 해탈을 이루는 수행법이라는 뜻으로 쓰여였다. 그러나 기원전 500년경부터는 고행과 구별되는 요가 고유의 수행과 철학 체계를 갖추게 된다. 기원전 200년경에는 명상적인 실천뿐만 아니라 철학적 사색과 윤리적 실천, 종교적 헌신 등이 모두 요가의 범주에 포함되었다. 이러한 사상을 담고 있는 문헌이 바로 '바가바드기타' 에 포함되었다. 이러한 사상을 담도 있는 문헌이 바로 '바가바드기타' 이다.

'요가(yoga)' 라는 말은 인도 고대어의 일종인 산스크리스트어이다. 이 말은 본래 '말을 마차에 결합시키다' 또는 '말에 멍에를 씌우다' 라는 의미로 쓰였다. 명사로는 일반적으로 '결합' 또는 '억제' 의 뜻으로 사용된다. 한자 발음으로 표기할 때는 '유가(揄伽)' 라고, 뜻으로 번역할 때는 '상응(相應)' 이라고 한다.

이 경전은 인도의 성경으로 불릴만큼 인도인들에게 많이 읽혀질 뿐만 아니라 인도 사상에도 절대적인 영향을 끼쳐왔다. 그 때문에 현대 인도 사상에서도 요가는 철학, 윤리, 종교까지 포함하는 해탈을 위한 수행, 열반을 의미한다. 이렇게 포괄적인 의미를 지닌 요가가 다른 사상과 구별되는 요가 고유의 철학을 갖추게 된것은 기원후 4~5세기경 요가 경전인 <요가수트라>가 성립되면서부터이다.

이 요가 체계는 이원론적인 형이상학과 불교 심리학을 혼합한 것이다. 수행의 체계는 윤리적인 계율, 육체의 조절, 의식 집중의 단계로 되어 있다. 일반적으로 정통 바라문 철학에서 말하는 요가 철학은 곧 이 요가 사상을 말한다. 이 요가 경전이 성립된 이후에는 이 경전에 대한 주석적인 연구와 함께 일원론에 근거한 요가 사상도 나타난다.

13~17세기에는 육체적 · 생리적인 수행을 중심으로 하는 하타요가 또는 쿤달리니 요가가 크게 발달하였고, 더불어

에로티시즘이 포함되어 있는 탄트라 요가도 이 시기에 발달하였다. 이러한 발달 과정에서 이론이나 실천 행법을 달리하는 여러 유파의 요가가 형성되었다.

그러나 요가의 본질은 인도인들이 추구하는 '해탈'이라는 인생의 궁극 목표에 도달하기 위한 보편적인 행법으로 자리 잡았기 때문에, 인도의 모든 종파나 학파에서는 자기 학파의 교리에 맞춰서 요가를 수용하였다. 그래서 요가는 요가 학파의 전유물이 아니라 인도의 모든 종교나 철학에서 공유하는 실천 행법이 되었다.

본 요가는 명상과 선 등 모든 수행에 있어서 몸과 마음, 호흡의 조화를 기본으로 삼고, 이러한 수행에 앞서 신체의 해부학적 구조나 생리학적 기능을 파악하여 유연성과 탄력, 균형을 조화롭게 유지할 수 있도록 만들어진 '화랑 요가'를 바탕으로 쓰여졌다.

특히 생리학적 구조와 기능에 바탕을 두고 인체의 팔, 다리, 배, 등, 머리의 다섯 부위를 부드럽게 풀어 심신의 긴장을 이완시키고 척추를 비롯한 사지의 운동을 통해 골관절을 교정한다. 그리고 근육의 탄력을 키워주며, 현대인들의 단편적 생활 속에서 얻은 타성적 사고와 행위, 심신의 불균형을 교정하고 건강을 도모할 수 있도록 만들어진 운동법이다.

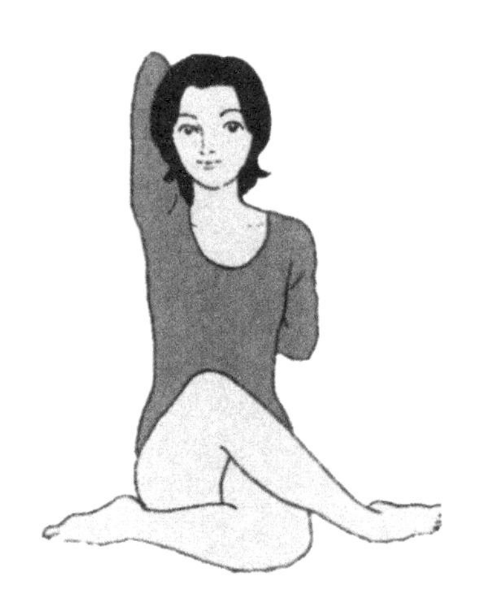

주의해야 할 점

요가는 몸과 마음을 건강하게 하지만 잘못된 방법으로 한다거나 과도하게 하거나 하면 해가 되는 일이 있으므로 다음에 열거하는 기본적인 주의사항은 반드시 지켜야 한다.

■ 무리하는 것은 해만 있고 이익이 없다.

다른 사람이 어려운 포즈를 하고 있으면 나도 하지 않을 수 없지 하고 무리하게 자기도 하게 되는데 자기의 한계를 넘어서는 일은 절대 하지 않는다. '몸에 고된 쪽이 효과 있다' 라는 생각은 몸을 해치는 원인이 된다.

사람은 한 사람 한 사람이 얼굴이나 몸 상태가 틀리듯이 몸이 유연함도 틀리므로 자기의 몸의 정직한 소리를 들어 자기의 페이스로 하는 것에 마음써야 한다. 몸이 힘들다, 괴롭다, 라고 느끼는 것은 몸을 괴롭히는 것이니까 해가 있을 뿐 이익은 없다.

어떤 포즈라도 '기분 좋은 아픔' 을 느끼는 곳이 있을 것이니까 그것을 천천히 찾아내어 쾌통을 맛보는 것이 중요하다. 천천히 맛

보고 있는 사이에 혈행이 촉진되어 위축되어 있던 세포가 활동을 개시 자연치유력이 높아진다. '1개월에 1mm, 요가 6년'이라고 말하고 있듯이 요가의 진보는 1개월에 1mm씩 6년간으로 전신에 미침, 몸이 정비되는 것이다. 초조할 것은 없다, 평생 계속할 작정으로 자기의 페이스를 지켜 천천히 행한다.

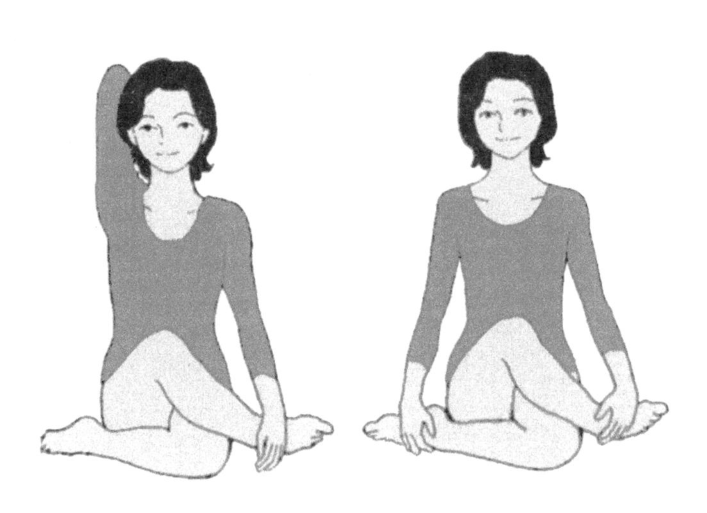

기본자세와 행법 2

앉아서 하는 자세

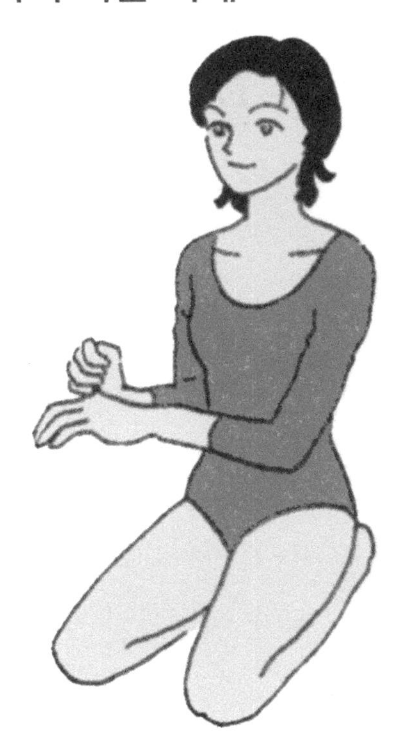

1. 발풀기

발의 나른함, 피로, 냉기(찬발), 무좀, 티눈, 고혈압증

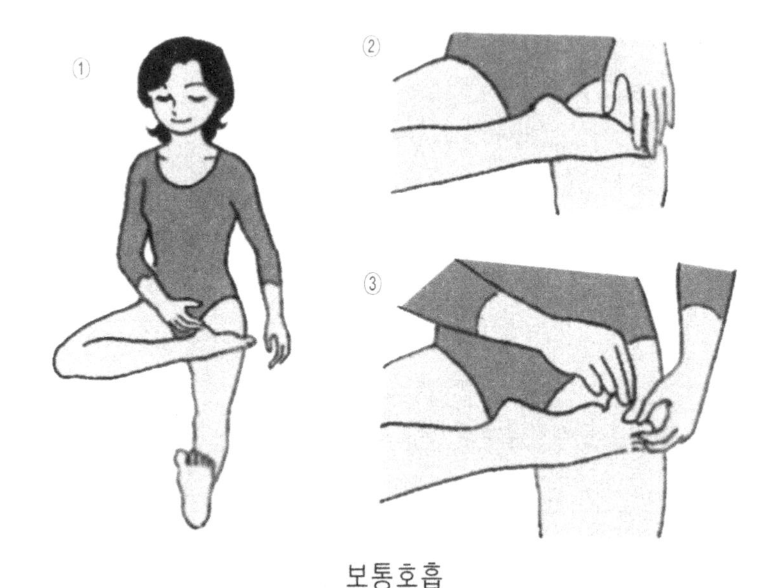

보통호흡

① 다리를 펴고 앉아, 어깨의 힘은 빼고, 등은 둥글게 되지 않도록 허리를 세우고, 오른다리를 왼다리의 허벅지에 얹는다.
② 양 손으로 주무르기 쉬운 위치를 정한다.
③ 5개의 발가락을 1개씩 손의 엄지와 인지로 쥐고 발가락의 뿌리를 벌리듯이 전후로 10회정도 움직여서 풀어준다. 발가락의 첫 번째와 두 번째 순으로 행하여 간다.

심장으로부터 가장 먼 발끝과 손가락의 말초신경과 모세혈관을 자극하기 때문에 혈행을 재촉(촉진)시켜 다리의 노근함, 피로, 냉증, 무좀,

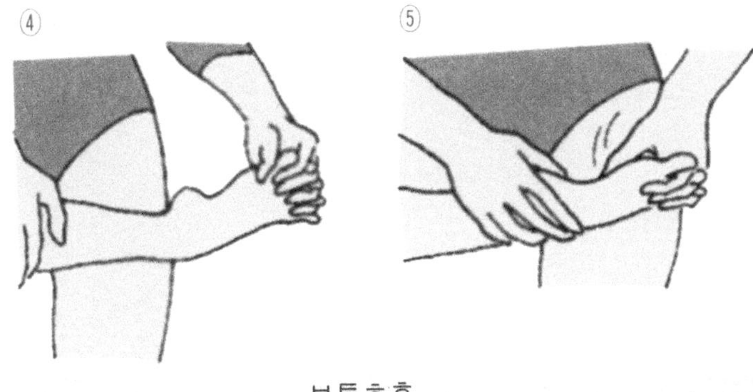

보통호흡

④ 발을 허벅지의 바깥쪽으로 내고 오른 발가락과 왼 손가락을 맞춘다. 특히 소지, 약지를 깊이 뿌리 부분까지 맞춘다.
⑤ 손의 엄지로 발바닥을 자극한다. 발바닥에는 많은 경혈이 있지만 특히 장심(발바닥의 땅을 밟지 않은 움푹 들어간 곳)을 기분 좋게 자극하면 좋다.
⑥ 발과 손가락(발가락 손가락)을 짜 맞춘 채 발목을 우로 5회 좌로 5회 정성껏 돌린다. 발을 바꾸어서 같은 방법으로 행한다.

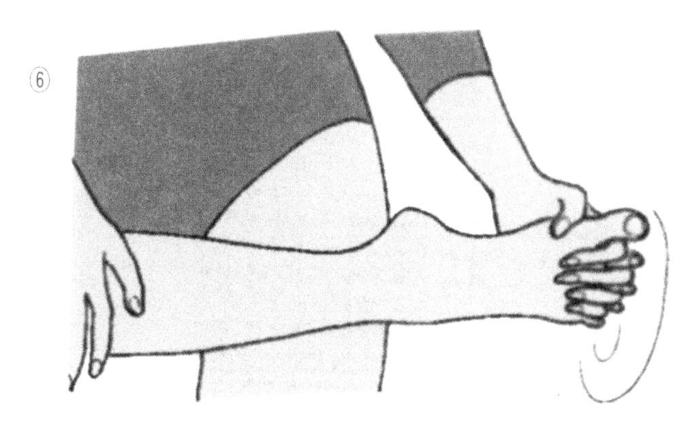

보통호흡

티눈, 굳은 살 등 발의 고장에 효과가 있다.

심장의 부담을 가볍게 함으로 고혈압도 20~30 내려간다.

또 발바닥에는 내장의 경혈(또는 급소)이 많이 있기 때문에 내장의 활동을 좋게 한다.

이것은 언제 어디에서도할 수 있는 간단한 행법임으로 발-다리가 나른하다. 냉증이 있다고 느꼈을 때는 텔레비죤을 보면서라도, 참상에 들어가서라도 기분이 좋을 만큼 행한다.

2. 손목 운동

손목이나 손가락의 통증, 부종, 저림, 관절 류마치스

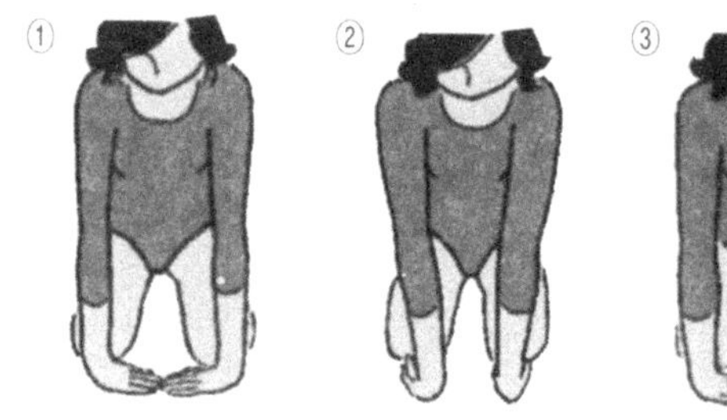

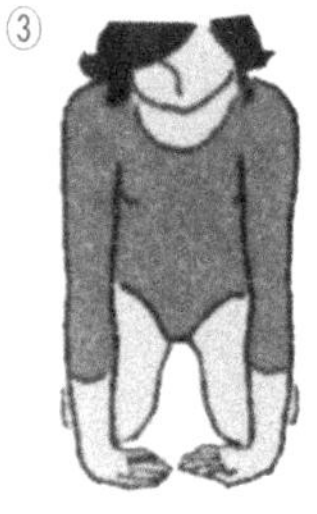

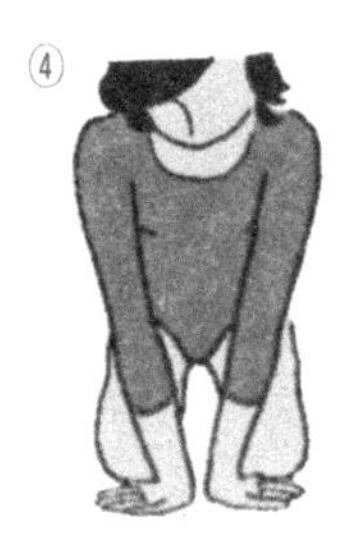

① 정좌의 자세에서 손바닥을 방바닥에 붙인다. ② 손가락을 무릎 쪽으로 향하고 팔꿈치를 편다. ③ 손등을 방바닥에 대고 손가락과 손가락을 맞춘다. ④ 손등을 방바닥에 부치고 손가락을 밖으로 향한다.

내리 누를 때 천천히 숨을 토해낸다

양질의 혈액을 손목에 보내주기 때문에 손목과 손가락의 통증, 부종, 저림이나 팔의 통증, 관절 류마티즘, 신경통, 건초염(건초=칼집 모양으로, 건을 싸고 안팎 두 층으로 된 점액)등의 손목의 통증에 좋다.

손에는 전신에 미치는 강한 경혈이 집중되어 있기 때문에 당뇨병, 심장질환, 변비, 호흡곤란, 노이로제, 전신피로, 초조감, 소아의 간변을 이르는 벌레등을 개선하여 몸을 건강하게 한다.

바른 자세로 앉아 밀어붙일 때에 토해내는 숨이 긴 호흡을 하면 효과가 보다 높아진다. 그리고 밀어붙였을 때 기분 좋은 통증을 느끼는 방향에 지그시 밀어붙여 혈액을 보내도록 한다.

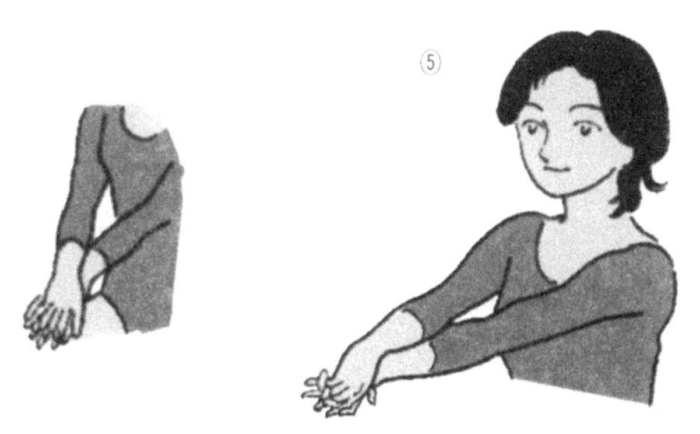

⑤ 양 손목을 교차시켜 손가락 끝을 짜맞추어 숨을 길게 토하면서 안쪽으로부터 1회전하여 손목을 비튼다. 좌우의 교차를 바꾸어서 비튼다.

보통호흡 / 천천히 토해낸다

3. 손가락 운동

손가락이나 손목의 통증, 부종, 저림, 관절 류머티즘, 냉증

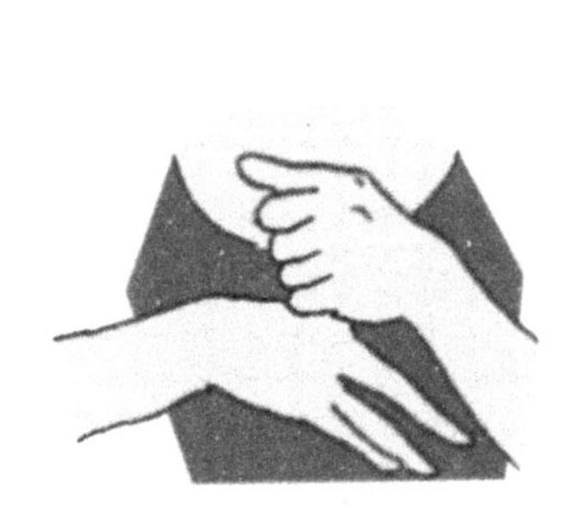

정좌로 앉아 왼손으로 오른손 손가락을 뿌리까지 쥐고 손가락을 하나씩 제껴 천천히 숨을 토해낸다. 기분이 좋도록 정성껏 행한다. 왼손도 똑같이 행한다.

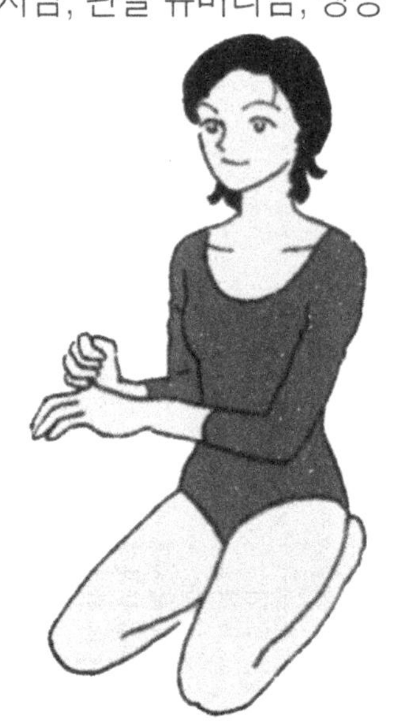

손가락을 제꼈을 때 숨을 토해낸다

손가락의 관절을 풀어 양질의 혈액을 한 개 한 개의 손가락 끝까지 보내 므로 손가락의 통증, 예를 들면 관절 류마티즘 등의 통증을 없앤다.

엄지와 인지의 사이에 있는 합곡이라는 경혈은 두통, 눈의 질환, 고혈

압, 귀 울림, 편도염, 치통, 소아의 경풍 등 상반신 전체에 좋다.

손의 경혈은 내장을 정비하므로 전신의 상태를 좋게 한다.

손가락이 굳어지거나 아플 때는 손가락을 꽉 쥐고 제껴서 숨을 토해내기만 해도 편하게 된다.

이 행법은 목욕탕 같은 곳에서도 할 수 있으므로 되도록 많이 하도록 한다.

4. 꽃시계 자세

목결림(뻐끈함), 어깨결림, 두통, 어지럼증, 구내염, 목구멍의 통증, 귀울림, 비염

어깨로부터 목에 걸쳐서 경혈을 천천히 자극하여 근육의 뻐근함을 풀어줌으로 목구멍이나, 목, 얼굴, 머리에 혈행을 좋게 한다.

목결림(뻐근함), 어깨결림, 두통, 어지럼증, 귀울림, 비염, 축농증 등 귀나 코의 질환, 눈의 피로, 기침, 기관지염 등 어깨로부터 위에 있는 온갖 증상에 잘 듣는다.

정좌 또는 연꽃자세에서 다리를 꼬고 양손은 뒤에서 꾼다.
시계의 문자판을 눈에 있는 듯 이 한다.

①
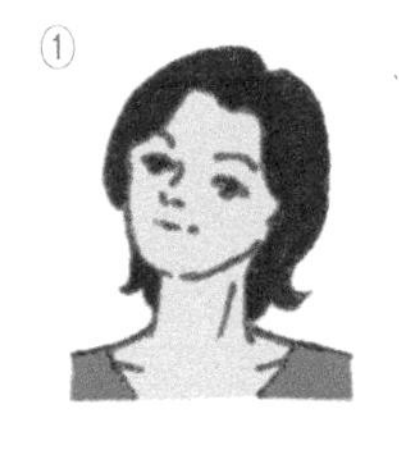

②
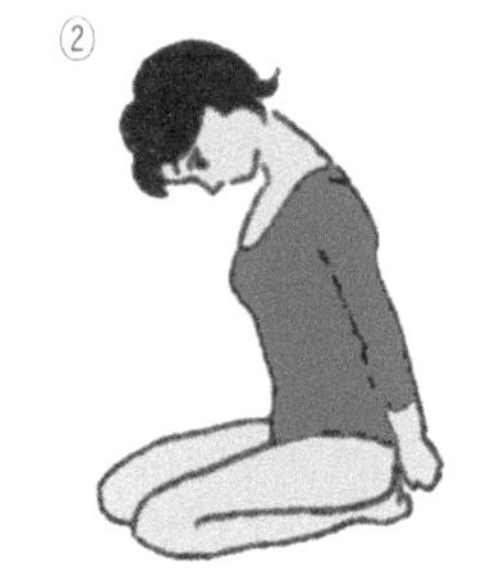

③
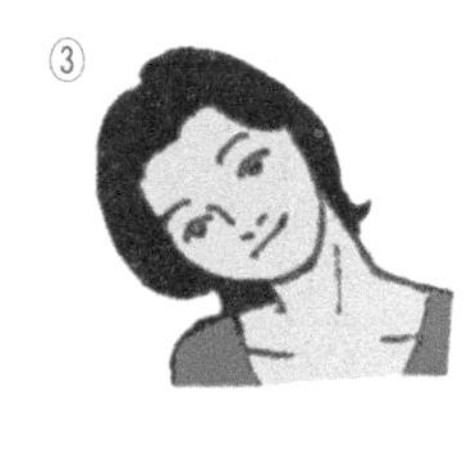

① 1시의 위치에 목을 기울이고 멈추고 숨을 토한다.(내어쉼) 2시, 3시 기울기를 바꾸어 가며 숨을 토한다.
② 4시, 5시 마찬가지로 실행하여 바로 아래가 6시.
③ 9시는 정확하게 옆으로 목을 기울이고 숨을 토한다.
④ 12시는 턱을 올려 위를 보고 숨을 토한다. 반대측도 마찬가지로 행한다.

④
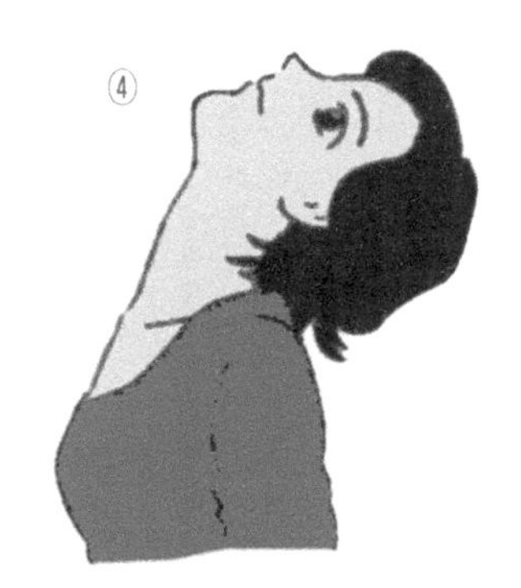

정지하고 숨을 토한다.

정좌 또는 연꽃자세로 다리를 꼬고 통증이 사라질 때까지 구부리고 숨을 토한다, 결코 체조처럼 탄력을 부치지는 않는다.

5. 눈 운동

눈의 피로, 시력 회복, 매력적인 눈을 만든다

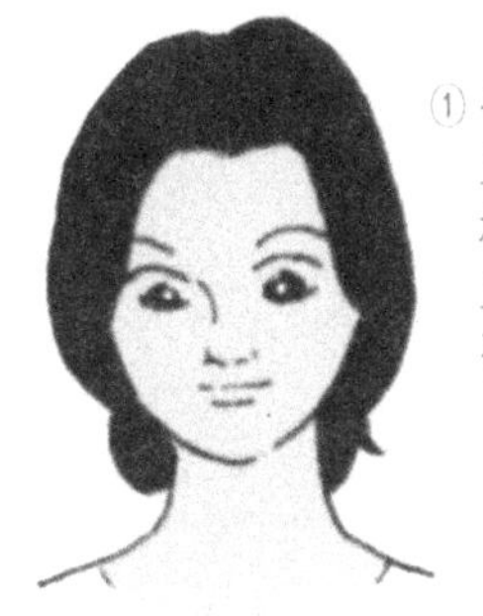

①두 눈을 크게 뜬 채 시선을 코 끝에 집중한다.

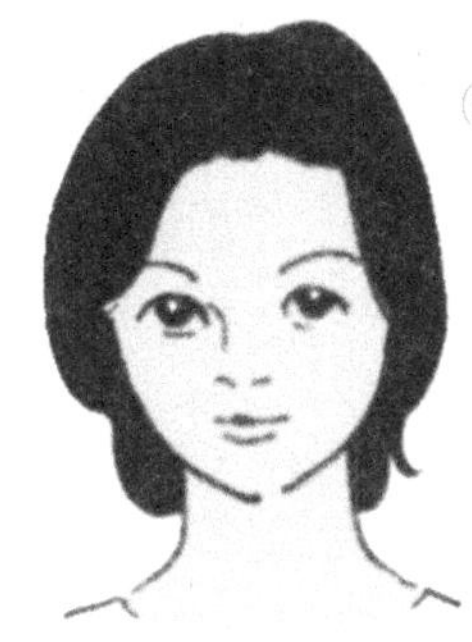

②눈을 감고 몇 초 쉬고 눈을 뜨고 시선을 미간에 집중한다.

보통호흡

그냥 텔레비를 본다든지 컴퓨터나 TV게임을 지나치게 하는 등 우리들의 생활속에서 눈을 피로하게 하는 것들이 많이 있다.

또 나이를 먹으면 작은 글자가 잘 안보이게 되거나 바늘귀에 실을 꿰기 힘들어 진다든지 눈의 활동도 쇠약해진다. 눈의 운동을 해서 혈행을 좋게 하고 조금이라도 노화를 방지하도록 한다.

눈이 피로하면 두통, 어깨 결림, 가슴이 메스거리는 등 몸 상태도 나빠지므로 피로하다고 생각되면 곧 눈의 운동을 한다.

③ 눈을 감고 몇 초 쉬고 나서 눈을 뜬채 오른쪽 옆으로 시선을 집중하고 눈을 감고 몇 초 쉰다. 왼쪽 옆으로 시선을 집중하고 몇 초 쉰다.

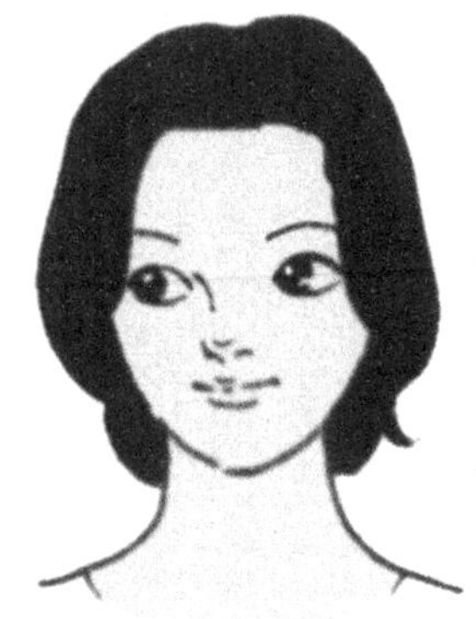

◀ 얼굴은 정면을 향한 채

◀ 목덜미를 세운다.

보통호흡

눈은 천천히 회전시켜 천천히 호흡을 해서 긴장을 푼다. 3분 이상은 하지 않는다.

6. 길상 자세 흔들리는 길상 자세

자율신경 실조증, 성감을 높이는 변비

몸의 모든 것을 정비하고 행복을 주는 곳부터 길상천녀의 이름이 붙여져 있는 자세다.

엉덩이를 방바닥에 부치고 항문과 질(여자의 성기)의 괄약근을 자극

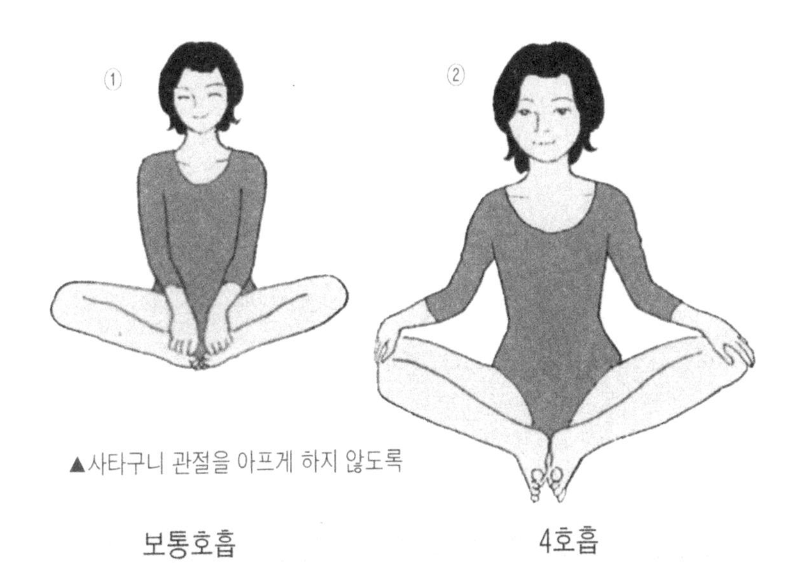

보통호흡 **4호흡**

① 양 발바닥을 맞추고 앉아 허리를 세운다. 등줄기를 편다. 얼굴은 정면을 본다. 발의 엄지를 쥐고 뒤꿈치를 회음부에 접근시킨다.
② 무릎에 손을 놓고 숨을 토하면서 양 무릎을 벌리며 들여 마시는 숨으로 되돌린다. 4번 행한다. 얼굴을 오른쪽으로 돌리고 4회, 왼쪽으로 돌리고 4회 마찬가지로 행함.

하여 성감을 높인다. 직장의 경혈을 자극하기 때문에 변비에 좋고, 항문의 혈행을 좋게 하기 때문에 치질에도 효과가 있다. 배골(등뼈)를 바르게 하여 여성호르몬의 분비를 활발하게 움직이어 젊어진다.

'흔들리는 길상의 자세'는 좌우로 흔들어 머리의 혈행을 내리기 때문에 불면증에도 좋다. 이밖에 식욕부진, 당뇨병, 방광염, 빈뇨(오줌을 조금씩 자주 누게 되는 병), 생리통, 자궁근종, 냉증, 갱년기 장해 등 모든 증상에 효과가 있다.

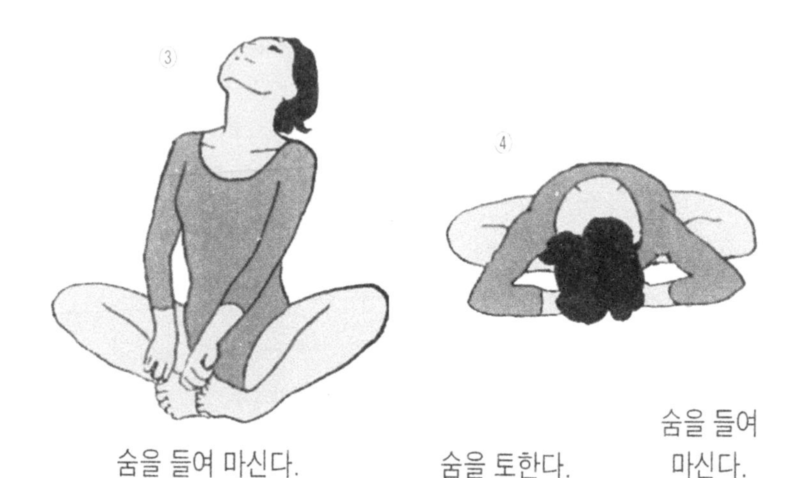

숨을 들여 마신다. 숨을 토한다. 숨을 들여 마신다.

③ 엄지발가락을 쥐고 숨을 들이마시면서 천천히 상체를 제끼며 얼굴도 제낀다.
④ 숨을 토하면서 얼굴을 방바닥에 숙이며 엎드린다. 숨을 다 토했으면 1~2초 정지하고 숨을 들여 마시면서 본래의 자세로 되돌아간다. 2회 되풀이 하여 행한다.

흔들리는 길상 자세

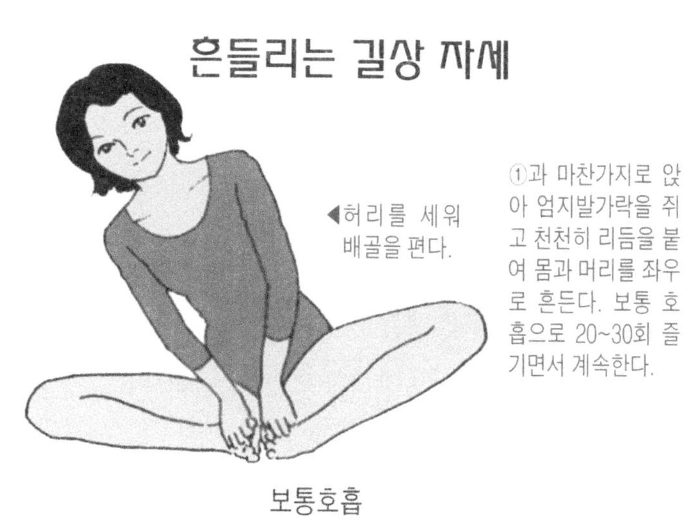

①과 마찬가지로 앉아 엄지발가락을 쥐고 천천히 리듬을 붙여 몸과 머리를 좌우로 흔든다. 보통 호흡으로 20~30회 즐기면서 계속한다.

보통호흡

7. 비틀기 자세

신장병, 비염, 축농증, 화분증, 코막힘,
자율신경의 강화, 요통

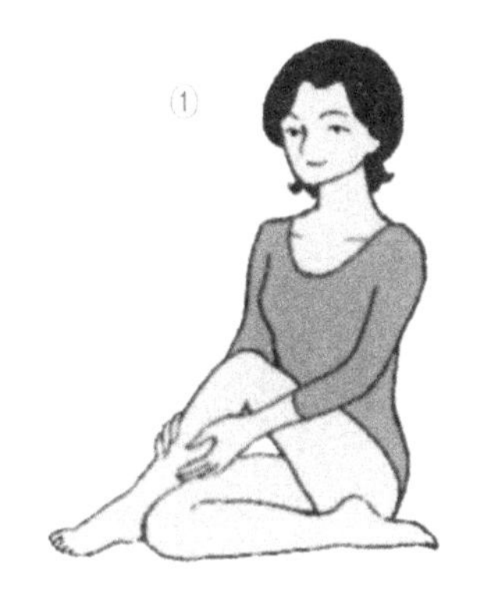

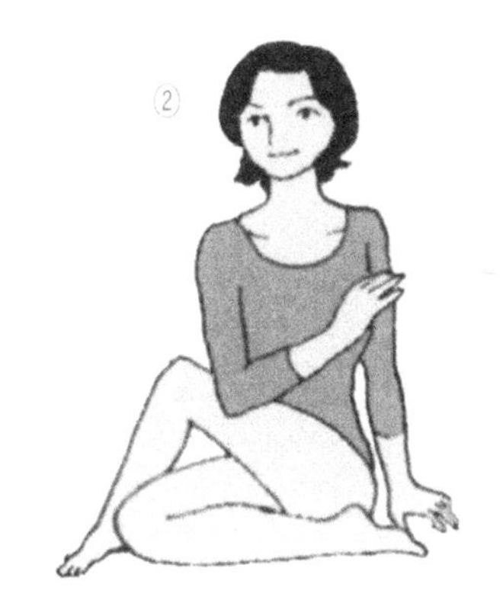

보통호흡

① 양 다리를 펴고 앉아 오른쪽 무릎을 구부려 발 뒤꿈치를 회음부에 접근시킨다. 왼다리를 손으로 잡고 오른 무릎의 바깥쪽에 두고 무릎을 세운다.
② 왼 무릎의 바깥쪽에 오른손의 팔꿈치를 댄다.

배골을 중심으로 하고 충분히 비틀어 허리, 배의 여분의 지방이 제거된다. 피하지방이 많으면 혈관이나 신경을 압박하여 전신에 고장을 초래하기 쉽다. 특히 심장에 부담을 준다.

제하단전에 연결되는 중요한 경혈에 자극을 주기 때문에 신장이나 장 전체의 활동을 강화시켜 소화불량이나 변비 등에도 효과가 있다.

배골이나 배근에도 자극을 줌으로 자율신경을 강화시켜 허리의 통증도 완화 시킨다.

무리하게 빨리 비틀거나 반동을 주거나 하면 신장을 상하게 함으로 좌우 2회씩 한다.

◀ 얼굴을 뒤로 돌린다..
③ 가슴의 앞에서 합장하고 숨을 토하면서 상체를 왼쪽으로 틀고 토하는 숨을 길게 4호흡 한다.
천천히 자세를 풀고 반대 측도 같은 식으로 행한다. 좌우 2회씩 3분 이내에 멈춘다.
▶발바닥을 바닥에 부친다.

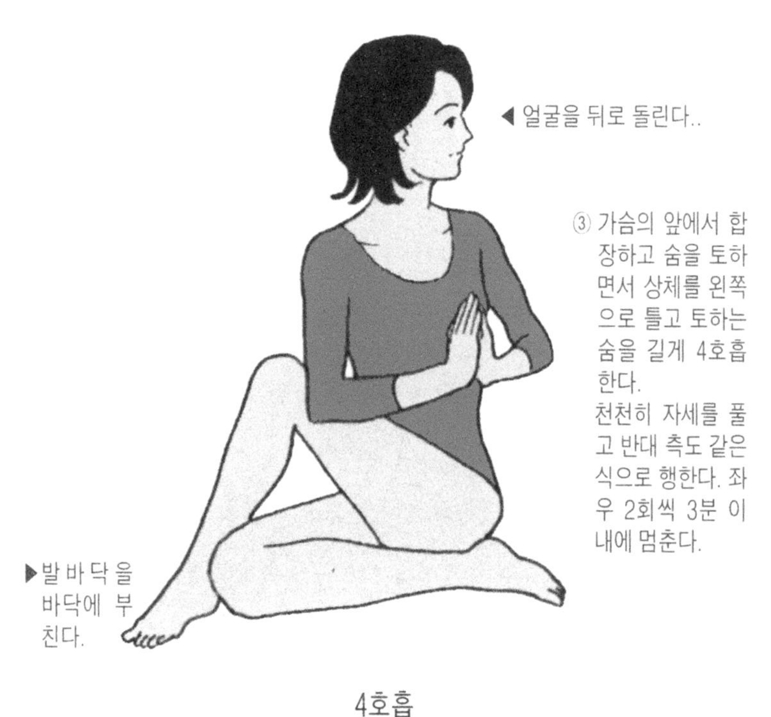

4호흡

다리를 펴는 허리 틀기 자세

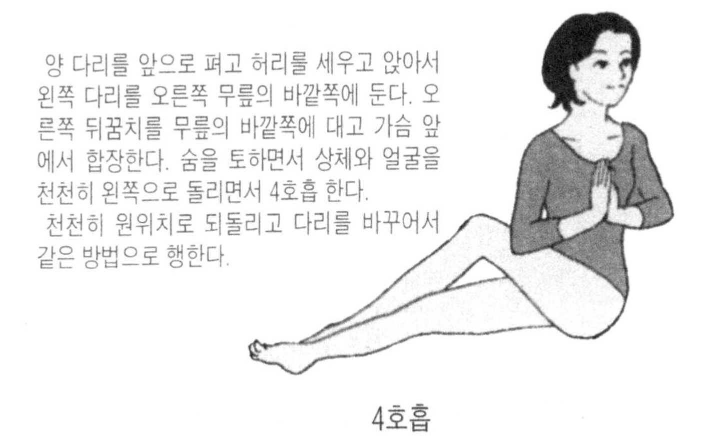

양 다리를 앞으로 펴고 허리를 세우고 앉아서 왼쪽 다리를 오른쪽 무릎의 바깥쪽에 둔다. 오른쪽 뒤꿈치를 무릎의 바깥쪽에 대고 가슴 앞에서 합장한다. 숨을 토하면서 상체와 얼굴을 천천히 왼쪽으로 돌리면서 4호흡 한다.

천천히 원위치로 되돌리고 다리를 바꾸어서 같은 방법으로 행한다.

4호흡

8. 등 펴기 자세

자율신경의 조정과 강화 등의 근육의 강화, 감기, 관절 류마티스, 위장장해, 다리의 군살, 피로회복 등에 좋다.

별명 '생명의 에너지의 원천'이라고도 말하며, 전신의 세포에 활력을 넣는다. 배골의 가운데를 지나고 있는 자율신경에는 내장 등의 활동을 긴장시키는 교감신경과 반대로 긴장을 풀어주는 부교감신경이 있다. 들여 마시는 숨이 교감신경 모여 있는 제하단전을 자극시키기 때문에

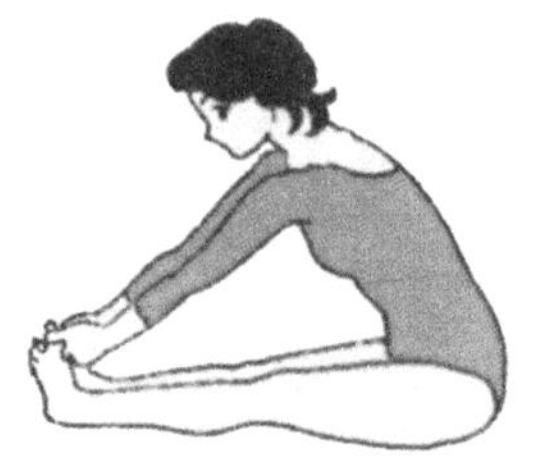

① 양 다리를 앞으로 펴고 허리를 세우고 앉아 두팔을 펴서 인지를, 발의 첫 번째 발가락과 두 번째 발가락에 걸친다.

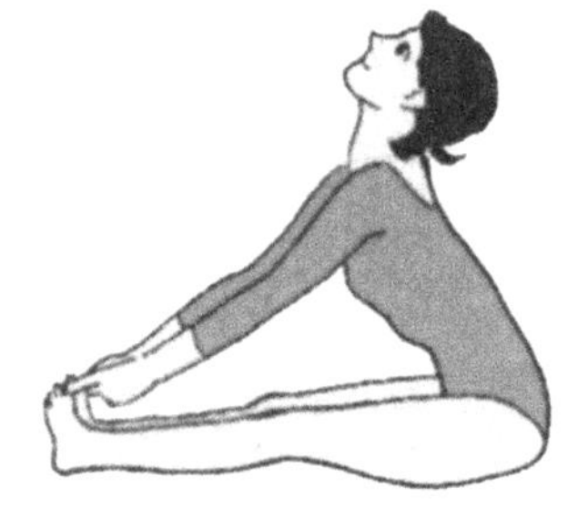

② 숨을 들여 마시면서 상체를 제낀다.

보통호흡　　　　들여 마신다

③ 숨을 토하면서 상체를 앞으로 눕히고 천천히 호흡을 한다. 이어서 수초동안 멈춘 후 원래의 자세로 돌아간다.

주: 다른 사람의 힘을 빌려 무리하게 구부려서는 안된다.

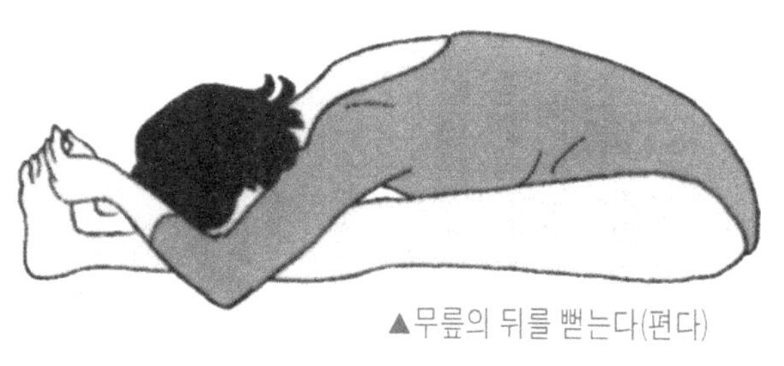

▲무릎의 뒤를 뻗는다(편다)

토한다　　　　천천히 호흡한다　　　　멈춘다

자율신경을 강화하기도 하고 위장의 활동을 활발하게 한다.

무릎의 뒤를 기분 좋게 뻗기 때문에 관절 류마티스, 무릎의 통증, 나른함이나 피로, 다리의 군살을 없애준다. 반동을 부치거나 타인에게 눌러 달라고 하는 것은 금한다.

9. 개각(다리벌림) 자세

관절 류마티스, 무릎의 통증, 발의 피로, 나른함을 없앤다.

생리불순, 불임증 등등

허벅지관절을 충분히 벌리고 일상생활에서는 펴지 않는 안쪽 허벅지에 자극을 주어 혈액의 흐름을 좋게 함으로 허리나 무릎의 관절이 잘 활동하도록 한다. 하반신의 쇠약해진 세포에 혈액이 보내져 류마티스나 무릎의 통증 등 다리 아픈데 치료가 된다.

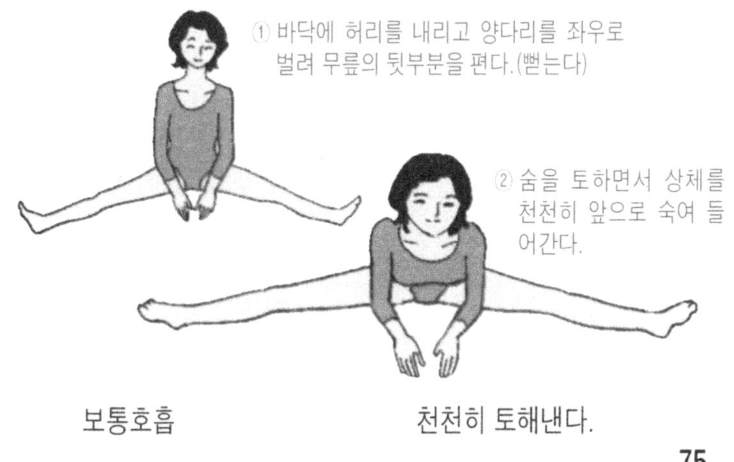

보통호흡 천천히 토해낸다.

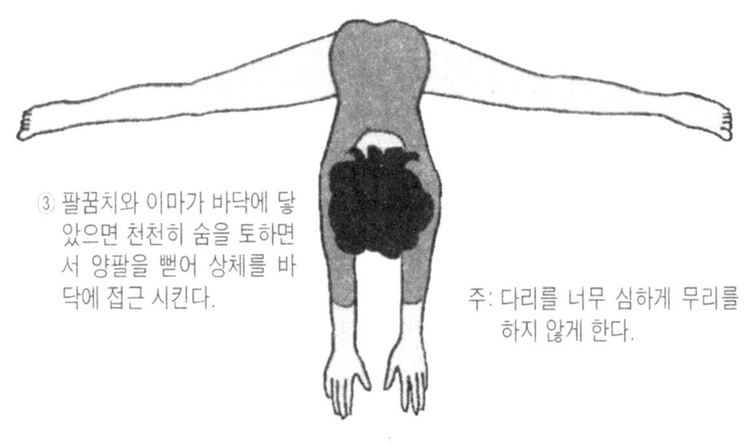

천천히 토해낸다.

골반의 뒤틀림을 바로잡고 다리의 혈행을 좋게 하기 때문에 다리의 피로나 나른함을 없애준다. 소화기, 부인과 계통에도 자극을 주기 때문에 소화불량, 변비, 설사, 생리불순, 불임증에도 효과가 있다.

벌리기 전에 양 허벅지를 잘 주물러 풀어서 긴장을 없애고 나서 시작하면 결코 무리하지 않는다.

10. 호접란 자세

다리, 허리의 관절을 풀어준다.

장단지의 경련(쥐 나는 것) 예방, 허리와 다리의 군살 빼기

다리를 올려 허리로부터 다리의 근육을 자극하므로 다리와 허리의 관절을 풀어줌과 동시에 군살도 제거해 준다. 위축해 있던 무릎의 뒤쪽이 펴져서 근육이 자율신경에 활력을 주어 혈행을 좋게 함으로 장단지

① 양다리를 나란
런히 앞으로
펴서 앉는다.
② 왼발을 두 손
으로 잡고 올
린다.

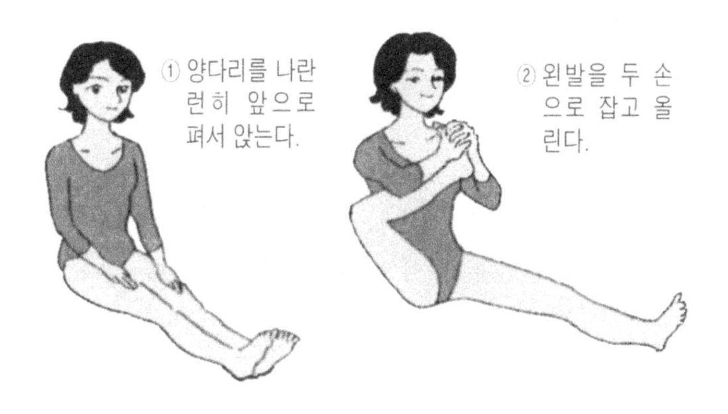

보통호흡

의 경련에도 예방이 된다.

이 자세는 처음부터 발끝을 귀에 붙이는것은 어렵기 때문에 배의 부근까지, 가슴의 부근까지로 서서히 시간을 들여 올려 간다. 목의 뒤까지 돌아가는 사람은 절대로 없기 때문에 절대로 무리해선 안된다.

앉아서 하는것이 힘겨운 사람은 반듯이 누워서 행하여 혈행을 촉진시켜도 좋다.

11. 기도하는 자세

자율신경 실조증, 요통, 목 결림, 팔의 통증, 소화기의 강화

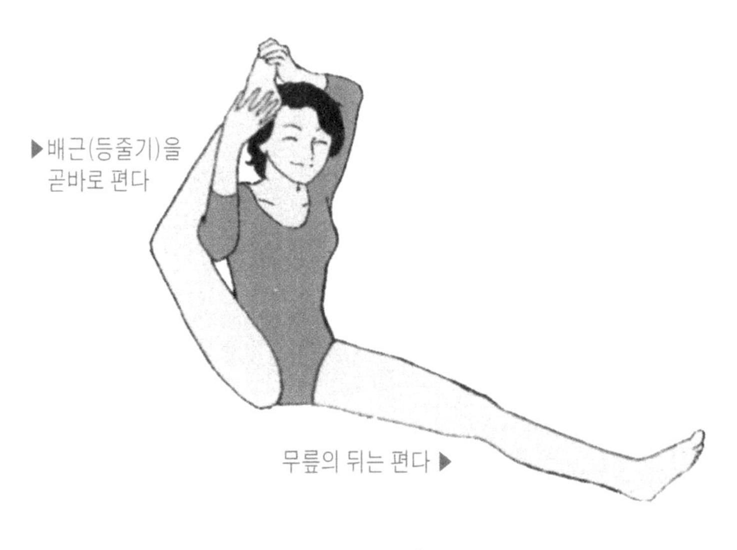

깊고 긴 호흡

③ 무릎을 밖같 쪽으로 향하고 발끝을 귀에 붙인다는 느낌으로 다리의 뒤쪽 근육을 펴서 상쾌한 기분을 느낀다.
다시 발을 바꾸어 머리위로 올리고 깊은 호흡을 한다. 반대쪽의 발도 마찬가지 식으로 행한다.

기도하는 자세는 정좌, 부동자세, 다이아몬드의 자세라고도 하는 요가의 대표적인 좌법이다. 정좌부터 실행한다.

양 무릎의 사이는 주먹 2개 들어갈 정도로 벌리고 발은 조금 겹치고

① 정좌를 하고 무릎의 사이를 주먹 2개 들어갈 정도로 벌린다. 배를 움직이면서 천천히 호흡한다.
② 허리를 세워 배근을 펴고 양손은 가슴 앞에서 합장한다. 겨드랑이 아래에 계란을 1개 끼웠다는 느낌으로 어깨나 팔꿈치의 힘을 뺀다.

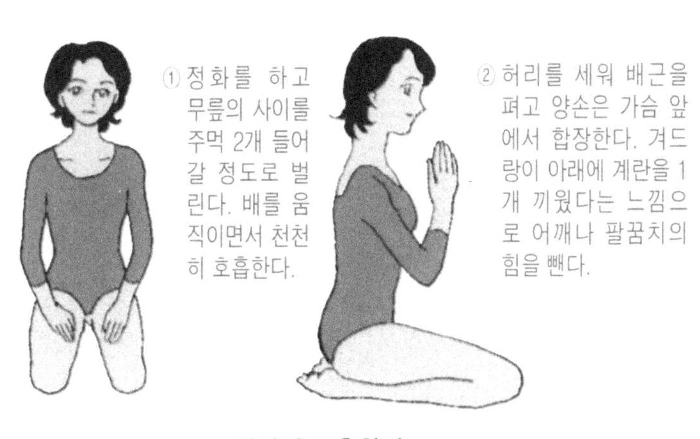

천천히 호흡한다.

엉덩이는 뒤로 쑥 내밀듯이 한다. 명치와 배꼽의 하부를 천천히 펴면 자연히 배근이 선다.

어깨의 힘은 빼고 턱을 가볍게 당기고 눈은 정면을 본다. 가슴 앞에서 합장하고 상체를 앞으로 넘어뜨려 양손의 바닥을 바닥에 붙인다.

배골이 상쾌하게 펴지기 때문에 자율신경을 정비한다. 요통, 어깨나 목의 뻐근함 또 위장의 경혈을 자극하여 소화기를 튼튼하게 한다.

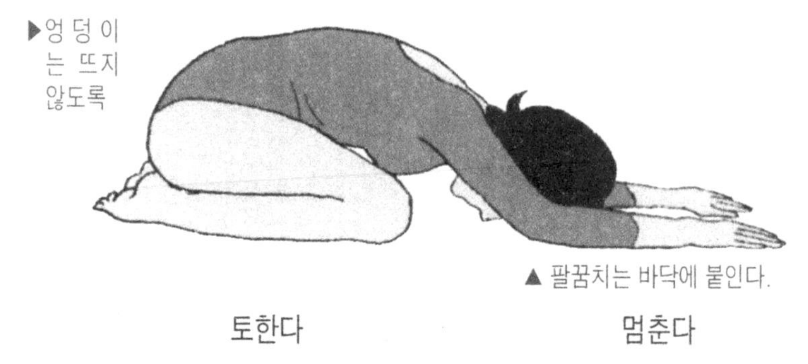

③ 숨을 토하면서 상체를 앞으로 엎드린다. 양 손의 바닥을 바닥에 붙이고 펴서 팔꿈치는 바닥에 부쳐서 허리를 둥글게 한다. 이 때 엉덩이가 뜨지 않도록 숨을 토해내고 1~2초 멈추고 숨을 마시면서 합장의 자세로 되돌아 간다. 2~3회 행한다.

12. 소 얼굴 자세

유방암의 예방, 가슴을 풍만하게, 어깨 결림, 손의 저림, 좌골 신경통 등

가슴을 크게 벌려 겨드랑이 밑의 임파선의 활동을 촉진 시키기 때문에 유방암의 예방에 또 가슴을 풍만하게 한다.

등을 곧바르게 펴기 때문에 혈행이 좋아져서 몸의 구석구석까지 혈액이 흐르기 때문에 어깨 결림, 손의 절임, 손가락의 통증, 다리의 군살,

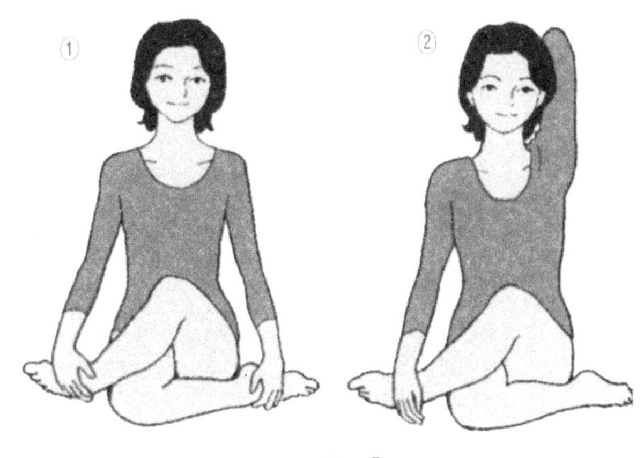

보통호흡

① 다리를 앞으로 뻗어 앉고, 왼 무릎을 구부려서 발뒤꿈치를 엉덩이의 바깥쪽에 내어 놓는다. 다음 오른다리를 구부려서 앞에서 교차시킨다.
② 허리를 세워 배골을 편다. 오른손을 어깨의 위로부터 등으로 돌린다.

좌골신경통 등을 개선시켜 준다.

팔이나 등의 근육을 죄어주고 어깨나 팔의 군살을 제거해 준다.

조금씩 익숙하게 하면 뒤에서 쥐어 맞출 수가 있도록 된다.

13. 안테나 자세

스트레스 해소와 위장을 정비한다.

건초염을 방지한다. 팔, 어깨, 가슴,

목구멍의 혈행을 촉진한다.

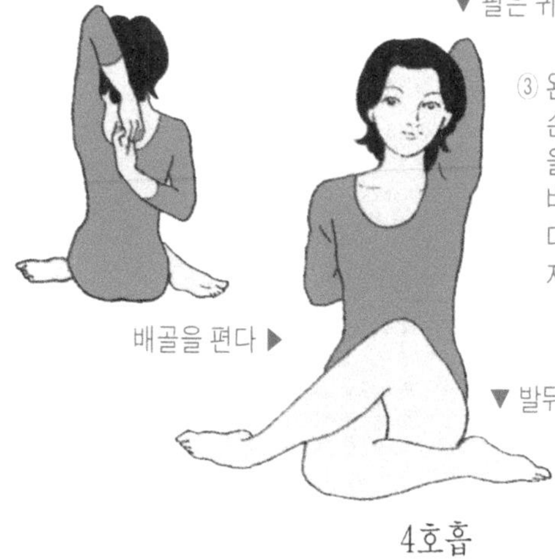

③ 왼손을 밑으로부터 등으로 돌려 손가락 끝을 맞추어 쥔다. 배골을 뻗고 4호흡한다. 팔과 다리를 바꾸어 짜고 같은 식으로 행한다. 손이 닿지 않아도 초조해 하지 말고 계속한다.

4호흡

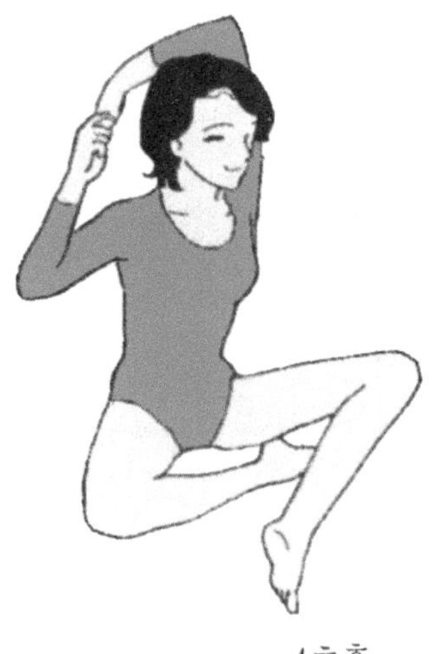

다리를 타-라보살로 짜고 오른팔의 팔꿈치는 구부려 머리의 뒤로 한다. 왼손으로 오른손의 손가락 끝을 쥐고 밑으로 끌어 당긴다. 등을 곧바로 하고 4호흡을 한다. 팔과 다리를 바꾸어 짜고 반대쪽도 똑같이 행한다.

4호흡

양손을 힘껏 벌리고 쭉 쭉 하늘로 향하여 뻗는다. 누구나가 할 수 있는 간단한 자세이지만 호흡법이 따라가지 않기 때문에 정신적인 긴장을 완화하여 피로감을 없애준다.

또 가슴, 어깨, 팔, 목구멍 등의 혈행이 좋아진다.

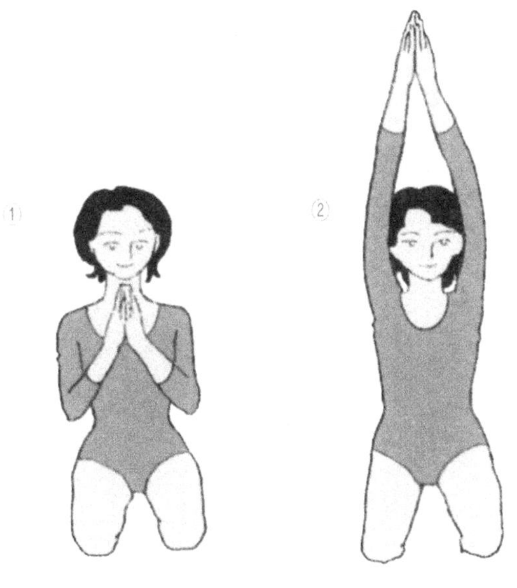

깊고 긴 호흡　　　천천히 들여마신다.　멈춘다.

① 정좌하고 가슴 앞에서 합장한다. 이때 겨드랑이 밑에 생계란 1개 끼고 있다는 느낌으로 어깨와 팔꿈치의 힘을 뺀다.
② 천천히 숨을 마시면서 합장한 손을 머리위로 편다. 충분히 숨을 마셨으면 숨을 멈춘다.

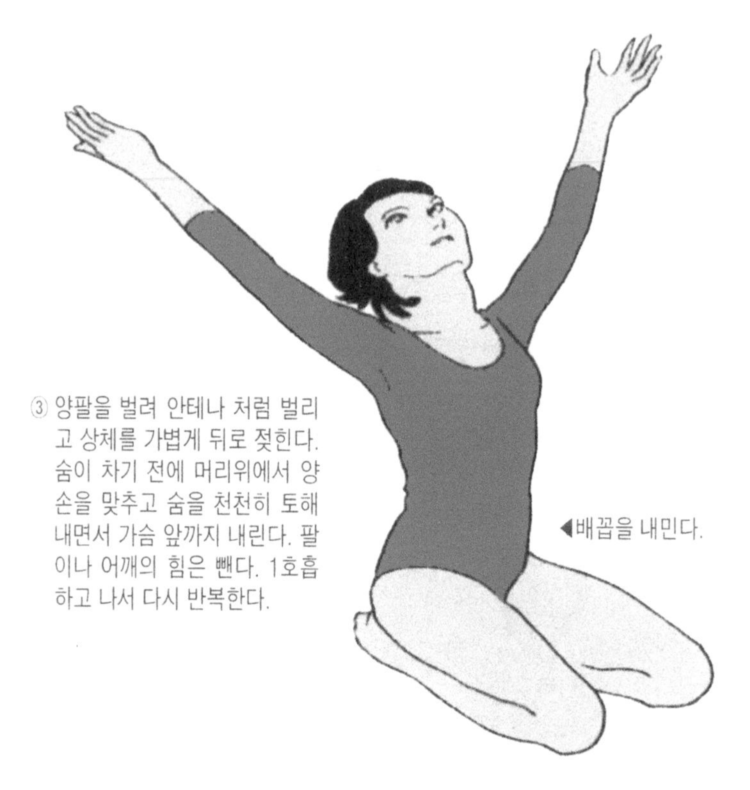

③ 양팔을 벌려 안테나 처럼 벌리고 상체를 가볍게 뒤로 젖힌다. 숨이 차기 전에 머리위에서 양손을 맞추고 숨을 천천히 토해내면서 가슴 앞까지 내린다. 팔이나 어깨의 힘은 뺀다. 1호흡하고 나서 다시 반복한다.

천천히 토해낸다

자율신경이 통하고 있는 배골을 펴서 자율신경이 모여 있는 제하단전을 자극함으로 자율신경을 조절해서 노이로제 같은 신경성질환에도 효과가 있다.

양손을 올려 팔이나 어깨의 근육을 풀어줌으로 건초염의 예방에 좋다.

14. 손 깍지 끼는 자세

어깨 결림(뻐근함), 손목이나 손가락의 통증, 부어오름, 저림, 손목의 피로를 없애준다.

손을 끼고 위로 올려 뒤로 끌어당기는 것으로 겨드랑이에서 어깨부근의 팔에 걸쳐 충분히 자극을 가해 혈행을 좋게 한다. 어깨 결림에 즉효.

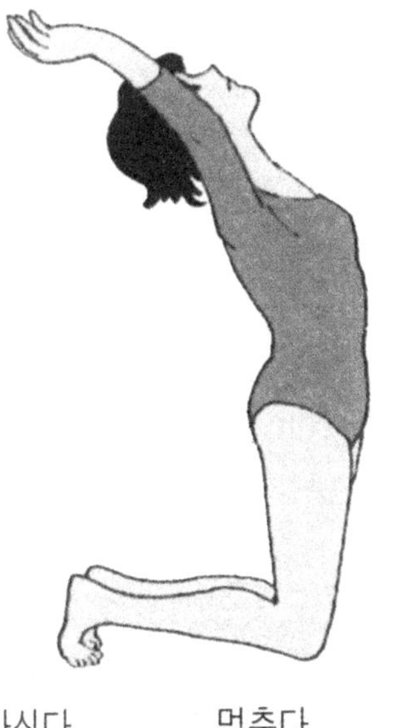

양무릅을 바닥에 붙이고 허리폭으로 벌린다. 배근을 펴고 발가락 끝을 세운다. 가슴 앞에서 합장하고 숨을 마시면서 머리위로 뻗고 숨을 멈추고 양팔을 벌려 상체를 제낀다. 머리위에서 양손을 맞추고 숨을 토하면서 가슴 앞으로 내린다. 1호흡하고 다시 반복.

마신다 멈춘다 토한다

또 손등을 머리위로 얹어 밑에서 끌어당기는 것은 손목의 피로나 통증에도 잘 듣는다.

견갑골(어깨 뼈, 견골)은 건강골이라고도 말할 정도로 견갑골을 접근시킨다든지 완화하기도 하는 것은 상반신을 좋게 정비 해주는 것이다.

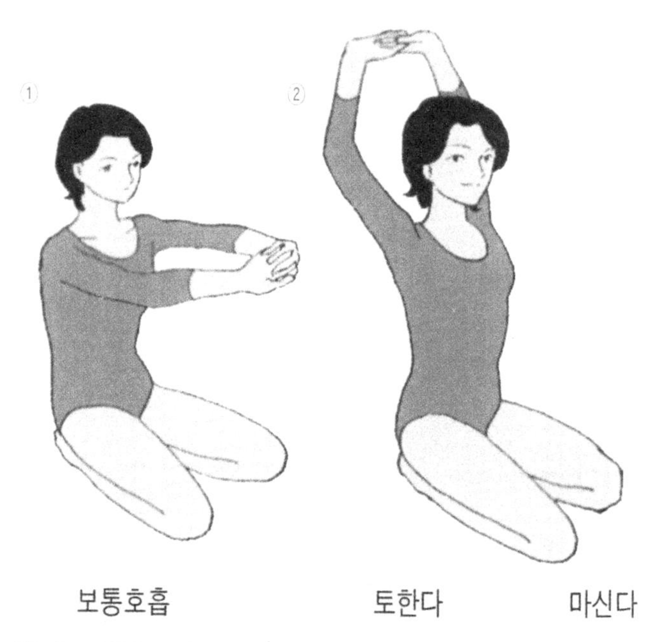

① 정좌를 하고 무릎을 넓게 벌린다. 양손의 손가락을 깍지 끼고 손바닥을 뒤집어 앞으로 뻗고 숨을 토해낸다.
② 깍지 낀 손을 머리위로 올리고 숨을 토하면서 뒤로 당긴다. 흔들기를 몇 번 되풀이 한후 본래의 자세로 되돌린다.

15. 라이온(사자) 자세

눈의 피로, 구내염, 목구멍의 통증, 각기, 위장장해,

식욕부진, 치조농루, 설암의 예방 등

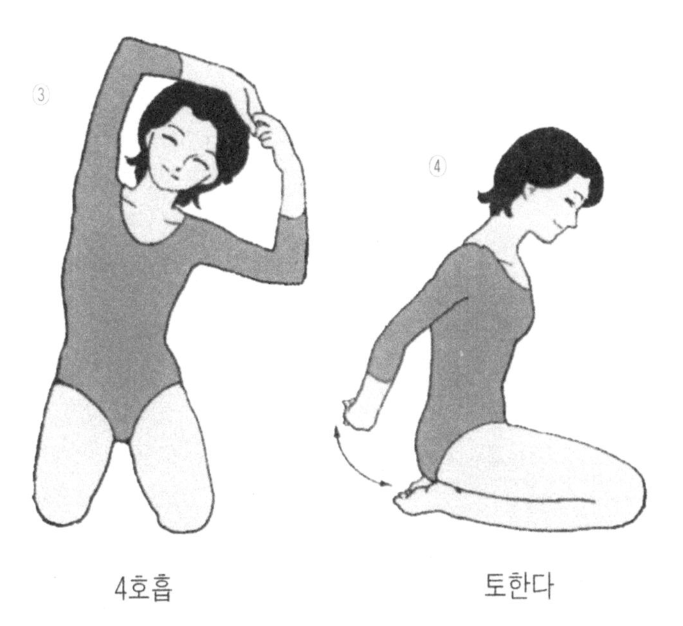

4호흡 토한다

③ 왼쪽 어깨의 결림에는 왼 손등을 머리위에 얹고 오른손으로 끌어당기고 4호흡 한다. 오른쪽 어깨는 그 반대로 실시.

④ 양손을 뒤에서 끼고 견갑골을 접근시키고 숨을 토하면서 3~5회 흔든다.

보통(평소)은 거의 움직이지 않는 안근(눈의 근육)이나 시신경을 움직이므로 눈이 상쾌하다. 저혈압 등으로 아침에 일어나기 어려울 때는 누운 채로 얼굴만 해도 효과가 있다.

크게 입을 벌리고 혀를 내밀기 때문에 혀뿌리가 끌어당기어서 침선 호르몬의 분비를 왕성하게 하여 위의 활동을 활발하게 한다. 치조농루(이가 흔들리고 치조에서 고름이 나는 병)나 설암(혀의 암)의 예방도

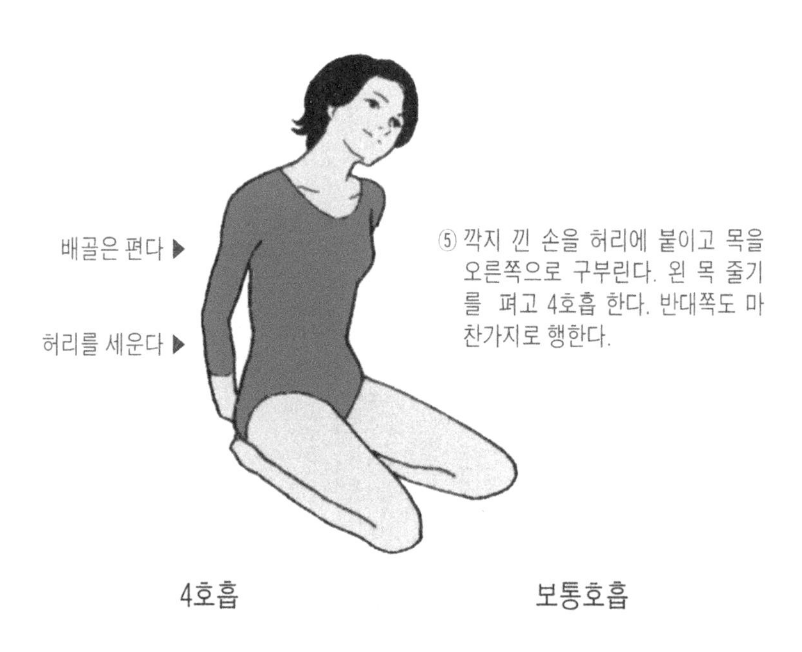

된다.

목구멍속을 자극하여 피 흐름을 좋게 함으로 편도염의 부어오름이나 통증을 완화시켜 준다.

눈을 크게 뜨면 눈언저리의 혈행이 좋게 되므로 눈의 피로가 회복된다. 눈꼬리의 주름을 없애주는 효과도 있다.

16. 종달새 자세

천식, 가슴을 풍부하게, 비만해소, 각선미,
자율신경을 조절한다. 내장을 정비한다. 생리불순 등

모양새가 예쁜 포즈이다. 종달새가 된 것같은 기분으로 즐겁게 해 준다.

배골과 목줄기를 펴서 자극하여 혈행을 좋게 함으로 호흡기에서 신장, 위, 소장, 대장을 정비하여 특히 자율신경 실조증에 효과가 있다.

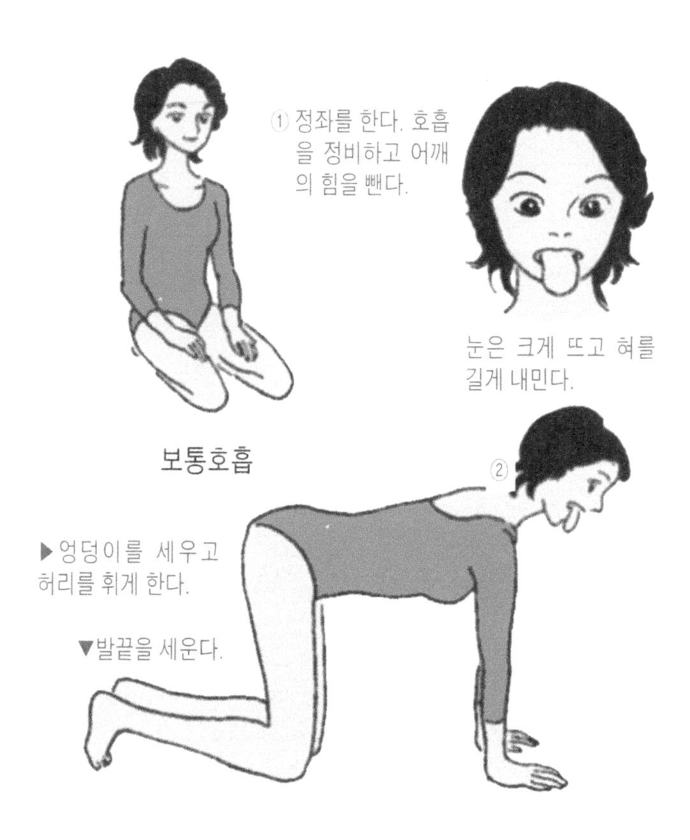

② 다리는 어깨 넓이로 벌리고 엉덩이를 세우고 허리는 휘게 한다. 턱을 당기고 혀를 두텁고 길게 내밀면서 숨을 토한다. 힘껏 토했으면 입을 다물고 코로 들여 쉰다. 3~4회 되풀이 한다.

제하단전도 자율신경을 정비하는 동시에 소화불량, 변비, 또 생리불순에도 효과가 있다.

다리도 자극함으로 다리의 피로나 장단지의 쥐(경련) 노근함도 제거해준다.

소화기계와 자율신경이 조절되기 때문에 비만의 해소와 발의 경혈의

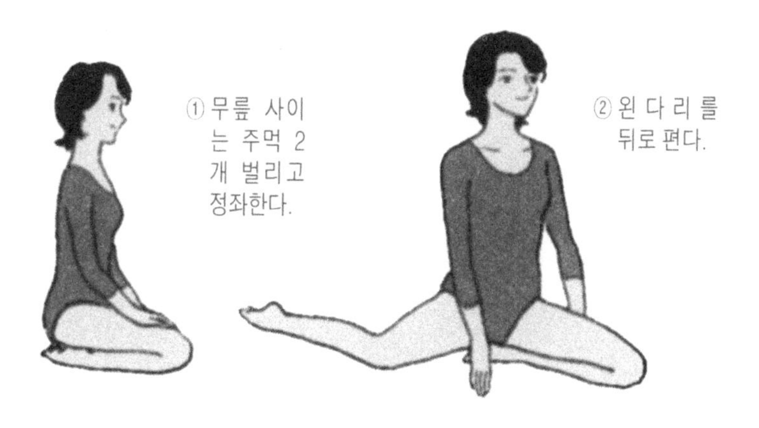

보통호흡

적당한 자극은 각선미를 만들어 준다.

③ 숨을 들여 쉬면서 두 팔을 벌려 가슴을 제낀다. 숨을 토하면서 상체를 되돌려 두 팔을 내린다. 2번 행한다.
▶허리는 오른발의 위에 얹는다.
◀배꼽을 내미는 것 같은 느낌으로 내민다.

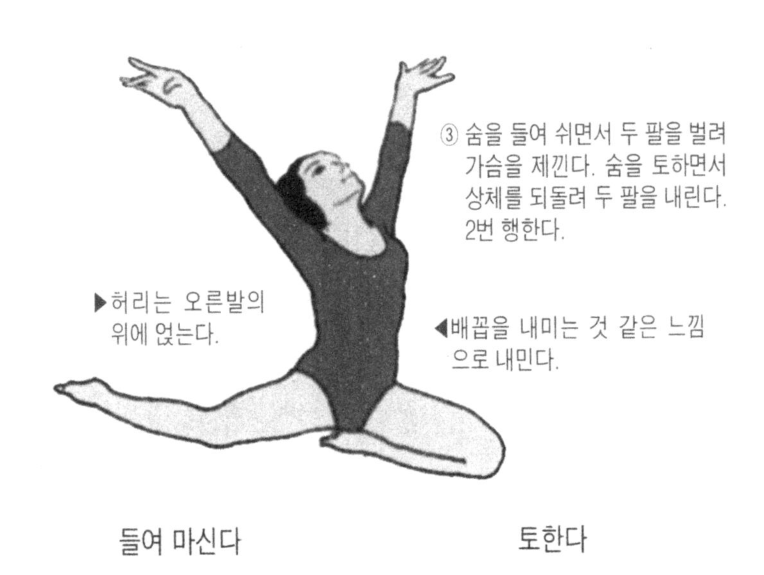

들여 마신다 토한다

17. 요가 · 무드라–

자율신경 실조증, 심신을 안정으로 이끌어 겸허한 인품을 만들며 내장의 강화, 어깨 결림 팔의 통증, 성감의 제고

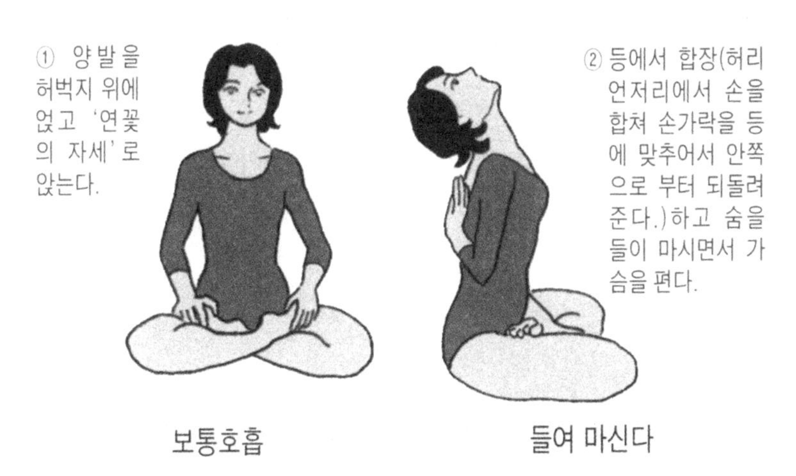

요가의 상징이라고도 말할 수있는 요가 · 무드라는 몸 전체로 신의 경건함을 표하여 마음에 안정을 주고 겸허한 인품을 만드는 것으로 되어 있다.

척추를 펴는 것과 천천히 토하는 호흡법에 의해 스트레스가 해소되어 자율신경이 정비 된다.

몸을 앞으로 구부리는 것으로 내장을 자극하여 간장, 신장, 위장의 활

주: 기분이 상쾌할 때까지 구부려서 멈춘다. 무리하지 말고 느긋하게 완성시킨다.

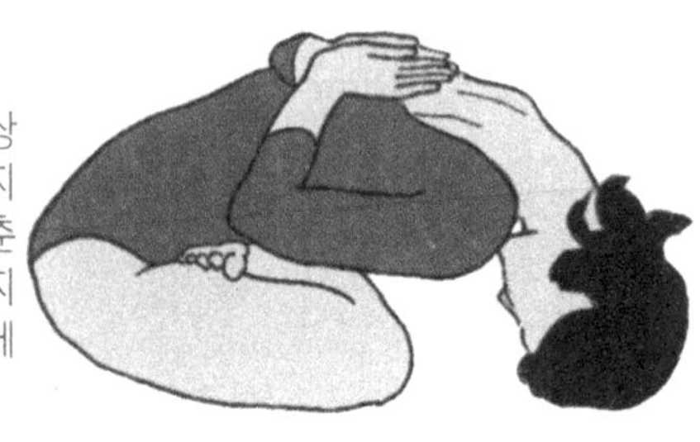

③ 숨을 토하면서 상체를 앞으로 굽히고 볼을 바닥에 부치고, 합장한 손을 머리쪽으로 올린다. 숨을 다 토하고 1~2초 멈추고 숨을 들여 마시면서 천천히 상체를 이르킨다. 2~3회 반복한다.

토한다 멈춘다 들여 마신다

동을 좋게 한다.

등에서 합장하는 것으로 어깨결림, 팔의 통증 저림을 완화하고 또 가슴을 편안하게한다.

다리가 꼬여지지 않는 사람은 반 가부좌로 앉고 손이 짜여지지 않는 사람은 손가락 끝을 마주쥐고 허리위에 놓는다.

손도 다리도 꼬여지지 않는 사람의 요가 · 므토라-

연꽃에 다리가 꼬여지지 않는 사람은 한쪽 다리만을 허벅지에 얹는 '반 가부좌로 행한다. '반 가부좌'가 안되는 사람은 등으로 돌린 손의 손가락 끝을 짜 맞춘다.

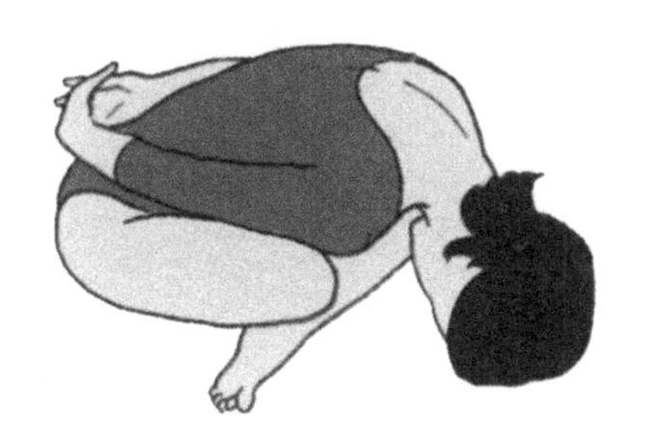

마신다 멈춘다 토한다.

18. 고양이 자세

만성 설사, 변비, 자율신경 실조증, 늑간 신경통,

등의 뻐근함, 통증, 심장의 강화

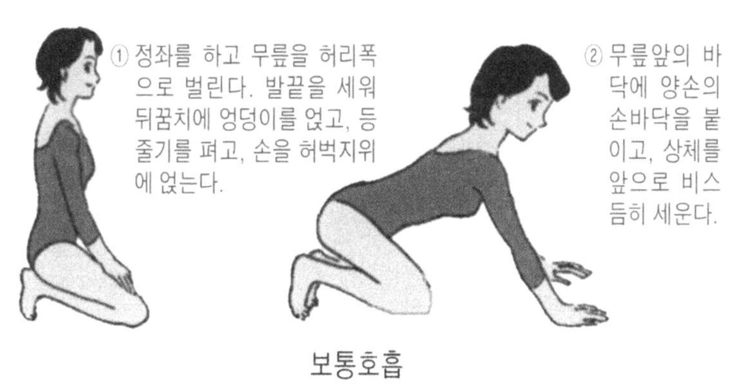

보통호흡

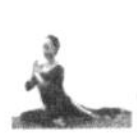

장의 울혈을 제거하여 장으로의 혈행을 좋게하는 자세이므로 만성 설사나, 변비에 좋다.

척추를 펴기 때문에 자율신경의 활동을 좋게 한다.

또 옆구리도 펴기 때문에 흉부에의 혈행이 좋아져서 늑간신경통에도 효과가 있다.

등의 뻐근함이나 통증도 해소되어 심장의 활동이 약한 사람에게도 효과가 있다.

가슴이 바닥에 닿지 않아도 다른 사람에게 눌러달라는 등의 무리는 절대 하지 않는다. 가슴이 닿지 않을 때에는 팔꿈치를 구부려 좌우의 손가락을 겹쳐 턱의 밑에 대는 고양이의 포즈를 취한다.

▼ 가슴이 바닥에 닿지 않을 때는 손가락을 겹쳐서 턱을 올려놓는다.
③ 숨을 토하면서 두팔을 전방의 바닥에 뻗어서 턱과 가슴을 내리고 엉덩이를 세운다. 허리로 부터 등줄기를 뻗어 천천히 호흡을 한다.
▲ 발등은 편다.

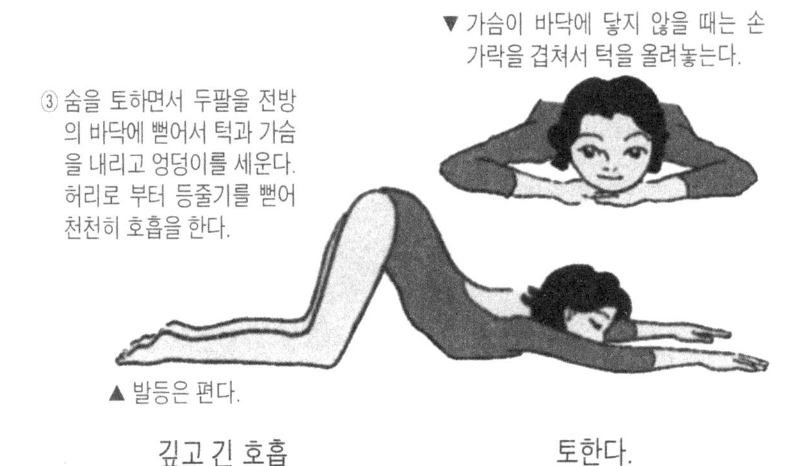

깊고 긴 호흡 토한다.

19. 생각하는 자세

장단지의 경련, 아킬레스건 뻗기, 장단지의 통증을 없앤다.

관절 류마치스

다리의 통증에 효과가 있는 자세다.

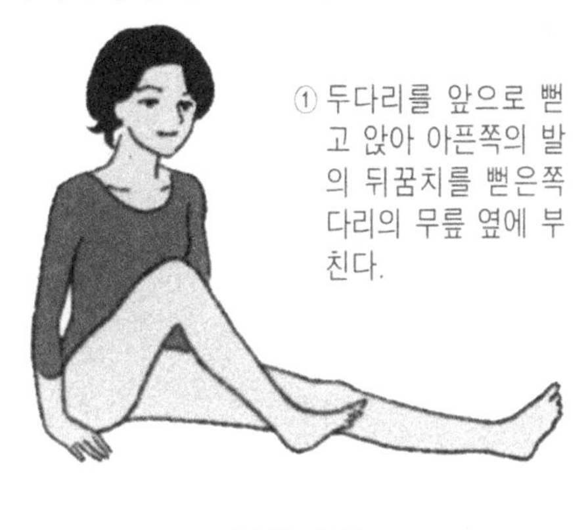

① 두다리를 앞으로 뻗고 앉아 아픈쪽의 발의 뒤꿈치를 뻗은쪽 다리의 무릎 옆에 부친다.

보통 호흡

장단지의 경련등의 다리의 경련은 극도로 아프기 때문에 문득 몸을 꾸욱 조이고 말지만 경련이 일어날 때는 토하는 숨이 긴 호흡을 하여 우선 긴장을 풀어서 통증을 진정시키고 나서 잘 뻗어서 혈행을 촉진시킨다.

생각하는 사람의 자세는 장단지를 뻗기 때문에 즉효성이 있다. 예방을 위해서도 필요한 자세이기도 하다.

또 숨을 토하면서 무릎을 얼굴에 접근시키거나 뻗어서 무릎에 혈액을 보내줌으로 관절 류마치스에도 효과가 있다.

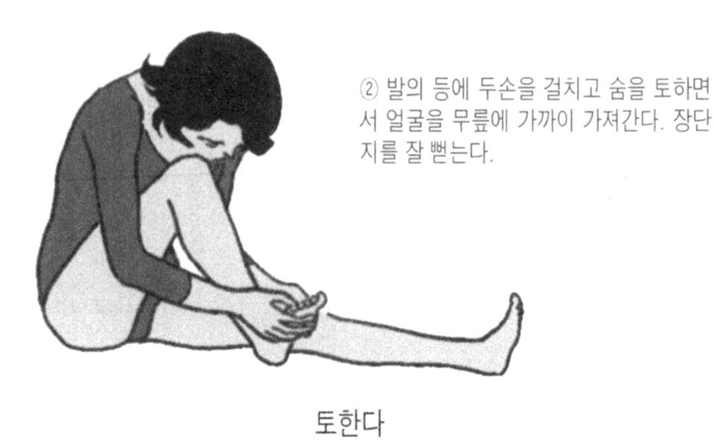

20. 사자무(춤) 자세

볼, 턱의 느즈러짐을 없앤다. 얼굴의 주름 예방,
눈의 피로를 없앤다. 목의 뻐근함, 어깨의 뻐근함,
타액선 호르몬의 분비를 촉진하여 젊음을 되찾는다.
귀울림을 없애준다.

사자무(사자춤)를 이미지해서 행하는 이 자세는 스트레스 해소가 된다.

① 손으로 귓불을 쥐고 팔꿈치를 당겨 어깨보다 좀 위로 올린다.

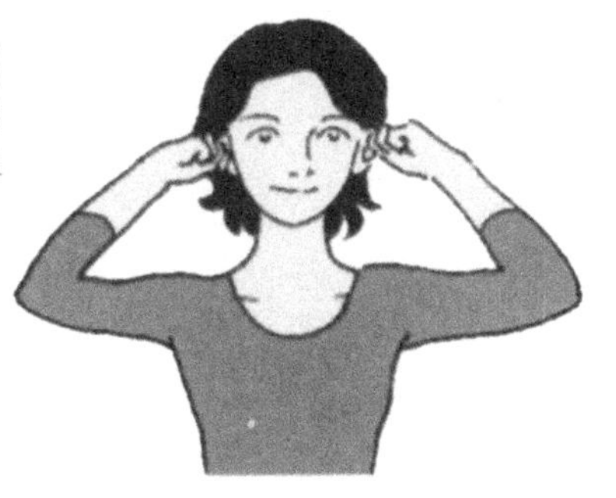

보통호흡

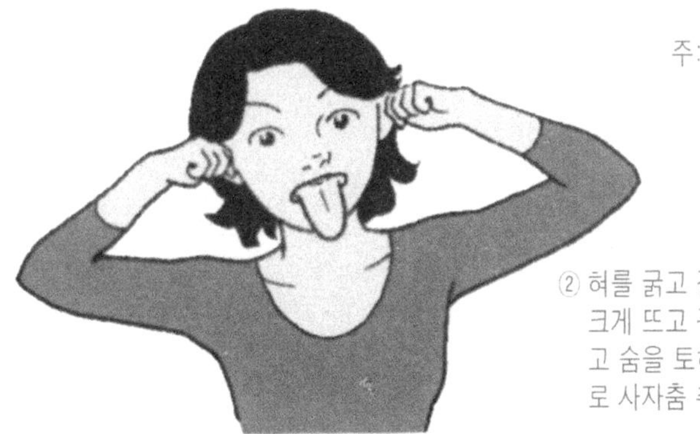

주: 눈이 돌지않을 정도로 흔든다.

② 혀를 굵고 길게 내밀어 눈을 크게 뜨고 귀를 옆으로 당기고 숨을 토하면서 목을 좌우로 사자춤 추듯 흔든다.

토한다

사람의 얼굴은 나이와 함께 근육이 밑으로 처져내려 볼이 느슨해 진 것처럼 되거나 2중턱이 되기도 한다. 얼굴의 근육을 움직이는 이 자세로 예방한다.

크게 내민 혀가 타액선 호르몬의 분비를 촉진하여 젊음을 되찾는 효과가 있다. 눈도 크게 뜨기 때문에 눈이 시원하고 눈 언저리의 주름에도 효과가 있다.

귀에는 내장으로 연결되는 많은 경혈이 있으므로 내장의 활동을 활발하게 한다. 귀울림에도 효과가 있다.

21. 코 주무르기, 코의 세정, 귀의 주무르기

코의 주무르기는 코의 소통이 원활해 지므로 코막힘 때에 실시해야

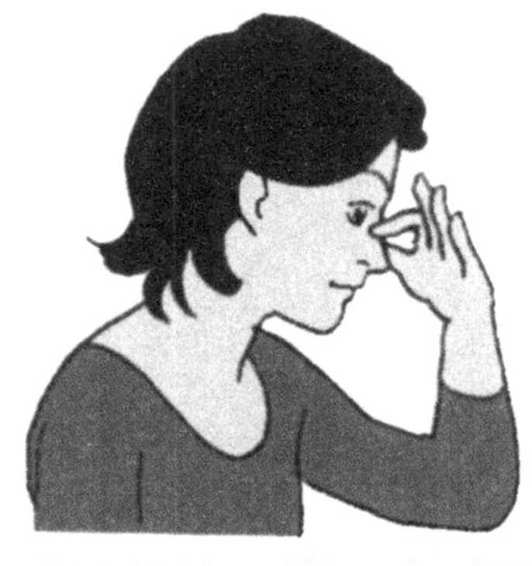

코 주무르기
엄지와 인지로 주무른다.

코의 세정
소금을 조금 넣은 컵에 미지근한 물을 한쪽의 콧등을 누르고 한쪽 코로 빨아들여서 코로 내보낸다. 반대쪽도 같은 방법으로 행한다.

보통호흡

한다. 재채기도 해소 된다.

귀의 주무르기는 귀울림에 또 비행기에 탔을 때 등의 기압의 변화로

귀 주무르기

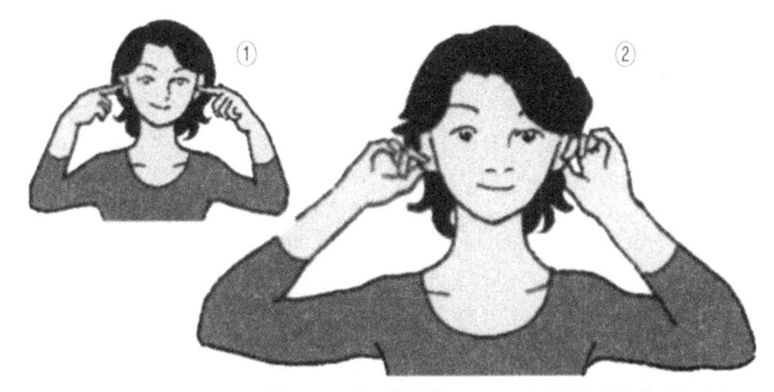

보통호흡

① 인지를 귓구멍에 넣고, 맛사지하고 쑤욱 손가락을 뺀다.
② 귀언저리(가장자리에서 귓볼)의 위로부터 아래까지 차례 차례로 손가락으로 잡아 당기듯이 맛사지 하고 쭈욱 끌어당긴다.

일어나는 귀의 변조(상태의 변화) 때문에 효가가 있다.

코의 세정은 인도의 독특한 방법이다. 1컵의 미지근한 물에 조금의 소금을 넣어 한쪽의 콧구멍위를 손까락으로 누르고 콧구멍을 통해 흡입했다가 콧구멍을 통해서 내 보낸다.

콧구멍을 가시는 것으로 콧구멍안의 말초신경이나 코의 점막을 자극하므로 축농증에 화분이나 바이러스를 씻어내는 효과도 있다.

22. 토끼 머리 자세

두통 얼굴의 주름을 없애준다. 눈 코가 시원해 진다.

① 무릎을 허리 폭으로 벌리고 앉는다.
② 손톱을 세우고 손은 무릎의 조금 앞에 놓는다.

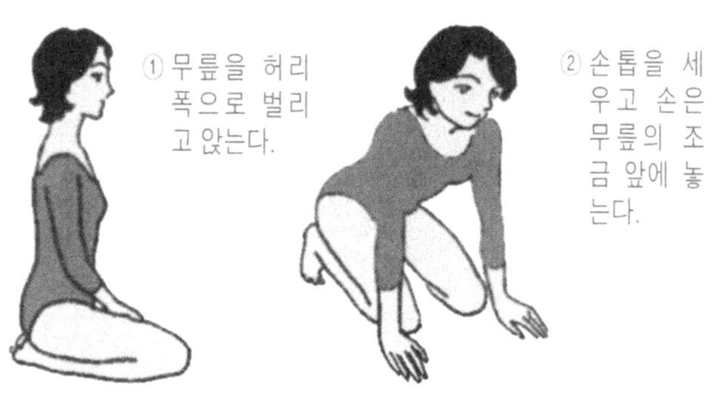

보통호흡

누구나 할 수 있는 간단한 자세지만 머리나 얼굴에 혈액 흐름을 좋게 하기 때문에 두통에 좋다. 눈이 개운하지 않거나 코가 막히고 혹은 쿨쩍쿨쩍하는등 눈이나 코가 불쾌한 증상도 없애 준다.

요가교실에서는 어느사이엔가 '주름이 없어졌다' 라는 사람이 많이 있다.

주름을 없애는 데는 원인이 되고 있는 약 예를 들면 비타민 C를 중단하고 화장품 탓이라면 화장품을 중지 할 것이지만 그 주름의 부분으로 혈액을 보내는 자세를 하는 것이 중요하다.

③ 엉덩이를 올리고 머리를 바닥에 부친다. 머리의 정수리와 이마 사이를 대굴대굴 기분 좋게 몇번 비벼댄다. 목덜미가 아프지 않게 천천히 행한다.

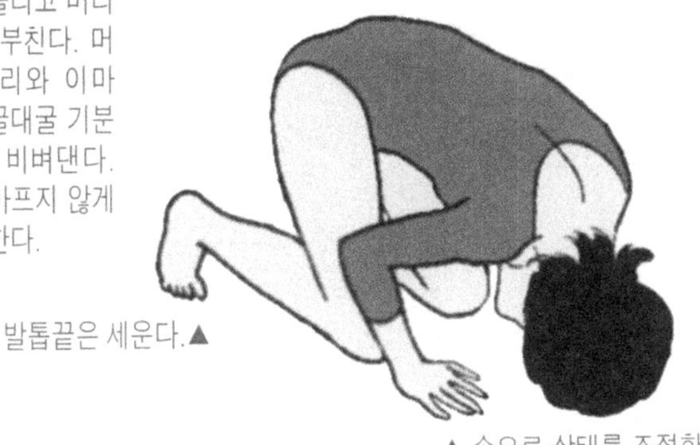

보통호흡

23. 꼴뚜기 자세

목 뻐근함, 어깨 뻐근함, 치주염, 치조농누를 방지한다.

앉아서 할 수 있는 부드러운 자세이므로 텔레비를 보면서도, 일하는 사이 사이에도 할 수 있다. 목주변이 뻐근하다고 생각되거든 실시한다.

숨을 천천히 토하면서 목의 뻐근한 곳을 펴준다.

목의 혈행이 좋아지게 되면 목으로 부터 위로의 혈액의 흐름이 촉진되기 때문에 치주염이나 치조농누를 방지한다.

자세를 할 때는 우선 기분을 즐겁게 하고 배근을 펴서 목의 자세를 바르게 하고나서 행한다.

① 무릎은 주먹 2개 들어갈 정도 벌리고 허리를 세운다.

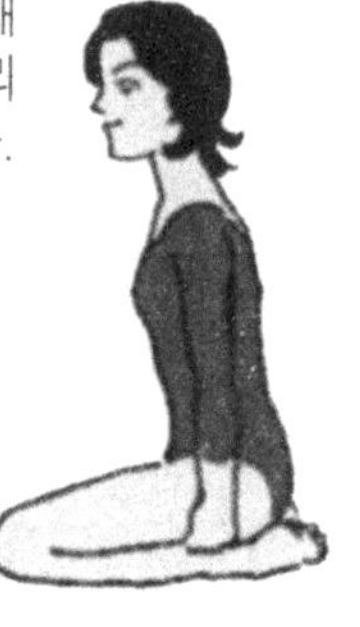

의자에 허리를 걸터있을 때는 손은 허벅지 밑으로 넣는다.

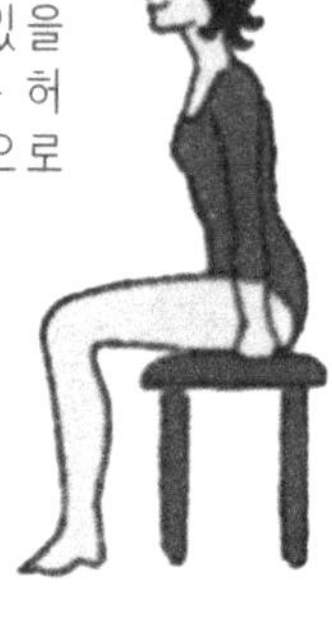

보통호흡

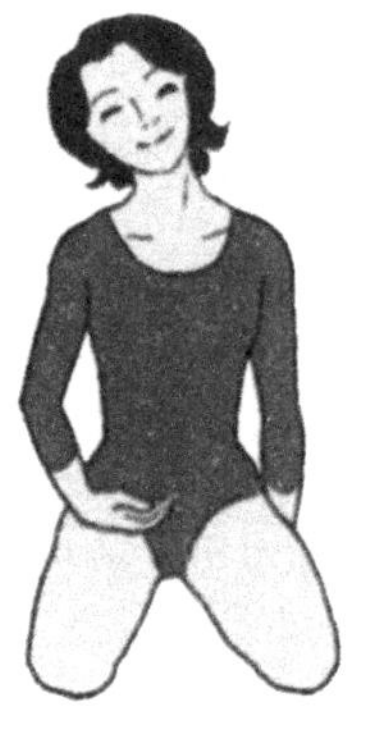

② 오른손을 엉덩이 밑에 끼우고 목은 왼쪽으로 기울인다. 숨을 토하면서, 목을 천천히 움직인다. 반대쪽도 같게 행한다.

토한다

24. 부채 자세

두통, 무릎이나 허리의 통증, 허벅지의 강화 다리의 피로,
성감 업, 어깨 결림,

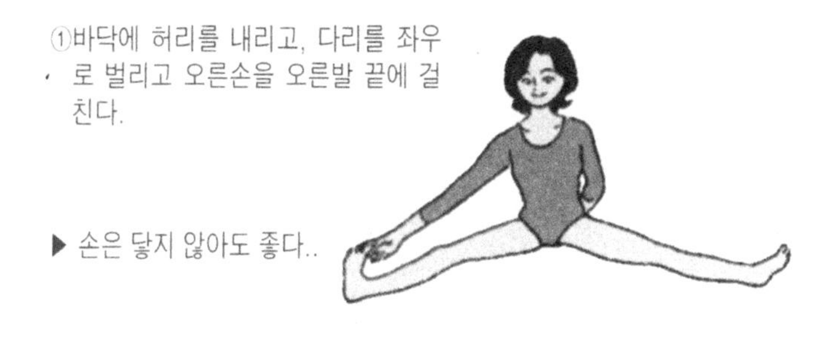

①바닥에 허리를 내리고, 다리를 좌우로 벌리고 오른손을 오른발 끝에 걸친다.

▶ 손은 닿지 않아도 좋다..

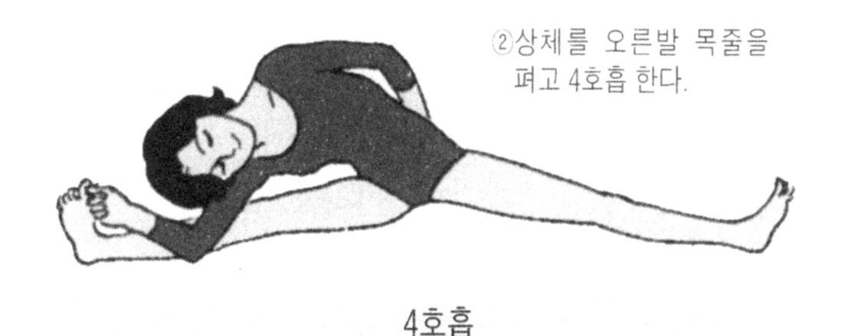

②상체를 오른발 목줄을 펴고 4호흡 한다.

4호흡

어깨로부터 위로의 혈행을 좋게함은 물론 전신의 혈액 흐름을 좋게 하는 자세로 부채를 접은 것과 편 것의 두 가지 자세가 있다.

목의 뻐근한 부분을 찾아 토하는 숨의 긴 호흡을 천천히 하면 효과적

③왼팔을 부채를 접듯이 움직이어 오른쪽 발 끝쪽으로 뻗어 간다.

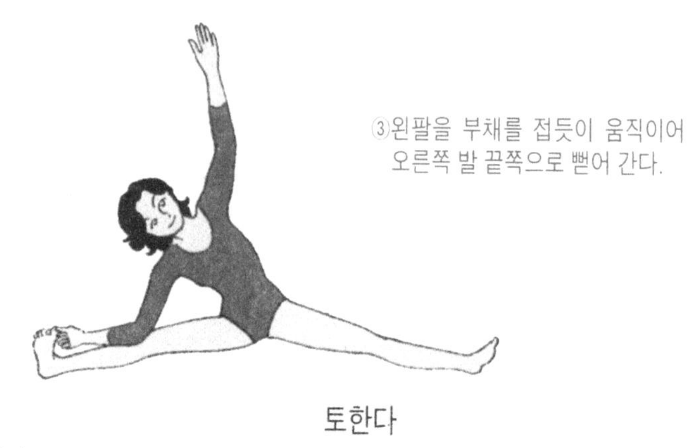

토한다

이다.

한손을 올려서 가슴을 펴고 부채를 접듯이 움직여 가는 것으로 겨드랑이 밑으로부터 허리, 다리가 충분히 뻗어져 혈행이 촉진 된다. 좌우로

④ 왼팔의 팔꿈치의 힘을 빼고 눈은 위를 본다. 토하는 숨을 길게 4호흡 한다. 반대쪽도 똑같이 행한다.
▼ 팔꿈치의 힘을 뺀다.
◀ 겨드랑이를 뻗는다.
▶ 목의 힘을 뺀다.
▲ 다리는 무리하게 벌리지 않는다.

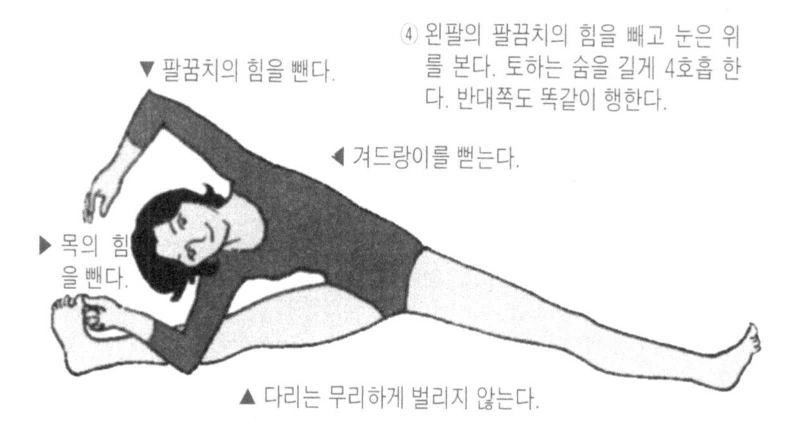

4호흡

벌리는 다리는 처음에는 벌려지지 않을지도 모르지만 1mm씩 한다는 마음으로 무리하지 않는다.

다리는 무리해서 벌리면 힘줄을 아프게 하므로 절대 무리하지 말것. 발가락을 잡을 수 없을 때는 팔을 앞으로 내려서 힘을 빼고 하는 것도 좋다.

25. 개 자세

내장하수, 치질, 어깨결림, 피로회복, 다리의 류마치스, 생리불순, 생리통, 각선미를 만든다.

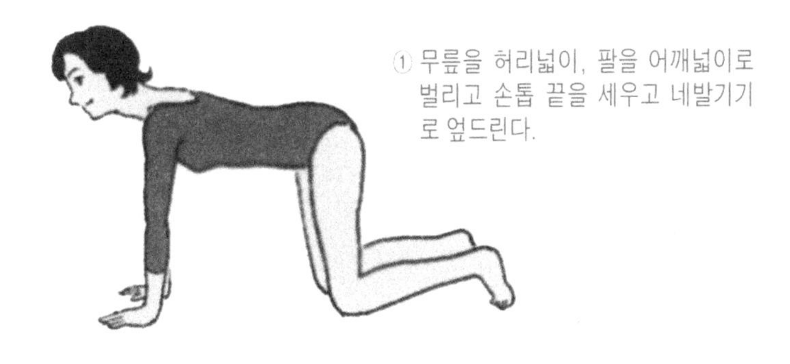

① 무릎을 허리넓이, 팔을 어깨넓이로 벌리고 손톱 끝을 세우고 네발기기로 엎드린다.

보통호흡

② 허리를 높이 들어 올리고 발뒤꿈치
를 바닥에 부치고, 무릎 뒤를 편다.
허리를 정점으로 하고, 발과 손으로
3각이 되도록 하고 4호흡 한다.
발뒤꿈치는 바닥에 부친다. ▲

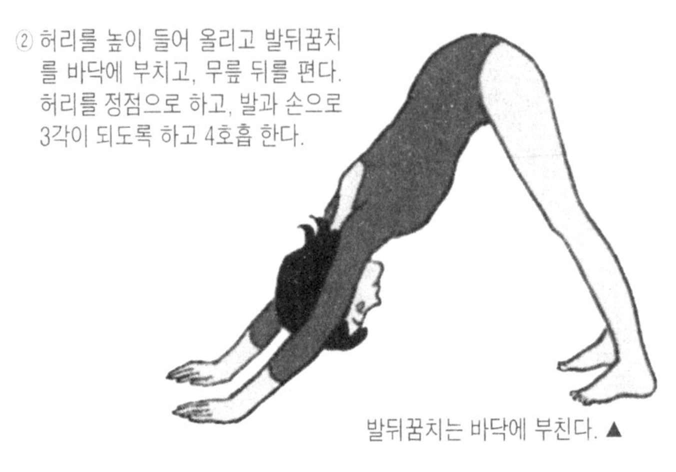

4호흡

허리를 높이 올리고 머리를 숙이기 때문에 내장의 위치가 정상시의 역으로 된다. 그러므로 내장하수를치료에 효과가 있다.

또 상반신에서 머리로의 혈행도 좋게 됨으로 어깨 결림의 해소에도 좋다. 복부, 허리 부근에의 자극도 있기 때문에 생리관계나 치질 등에도 효과적이다.

다리의 뒤쪽을 펴서 다리에의 혈액순환을 좋게 하기 때문에 각선미를 만드는 등 미용 면에도 기대 되는 자세다.

이 자세는 네발기기의 자세로부터 하면 하기 쉽고 허리를 정점으로 하여 팔과 다리의 3각으로 되게 한다.

26. 낙타 자세

가슴부터 히프라인, 네크라인을 정비한다. 당뇨병,
자율신경의 강화, 부신피질 호르몬의 분비를 촉진시킨다.
내장의 강화

뒤로 천천히 제껴서 배골을 자극하기 때문에 배골 속을 지나고 있는

세운 무릎에서 무릎을 허리넓이로 벌리고 발톱 끝을 세운다. 발뒤꿈치 위에 한손씩 대고 숨을 토하면서 상체를 제낀다. 배꼽과 넓적다리를 전방으로 내 밀고 4호흡 한다. 손을 발로부터 떼고 몸을 되돌리고, 허리를 내리고 쉰다. 1~2회 정성껏 하는 것만으로 좋다.

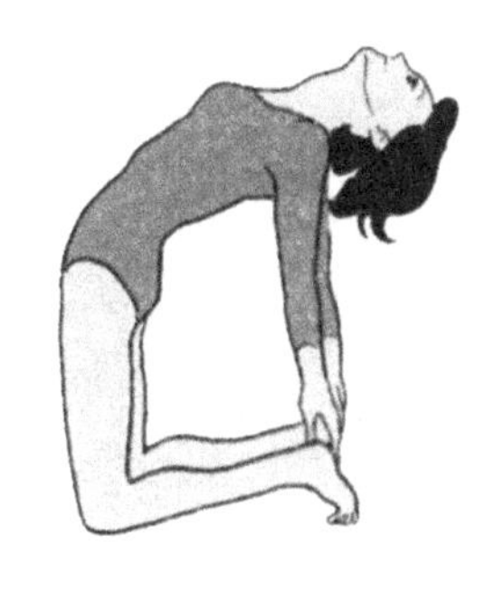

토한다　　4호흡

자율신경을 자극하며 강화 한다.

턱으로부터 가슴, 배가 쭈욱 펴지므로 위, 장 등 내장의 활동을 활발하게 한다.

미용면에서는 가슴, 허리, 엉덩이의 젊음을 유지시킨다.

'상냥한 낙타의 자세'는 신장의 위에 있는 부신을 자극한다. 이 부신은 인간이 살아가는데 있어 피할 수 없는 대사조절이나 부신피질 호르

상냥한 낙타의 자세

세운 무릎을 허리넓이로 벌린다. 양손을 등에 대고 밀어내듯이 하면서 뒤로 천천히 제낀다. 토하는 긴 숨을 4호흡 한다.

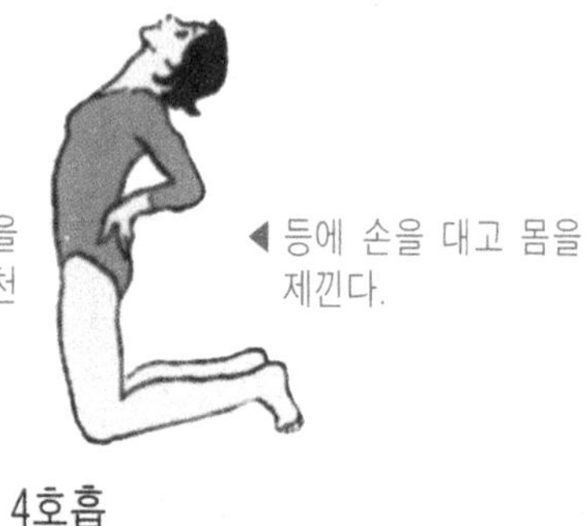

몬 분비를 도모하는 소중한 곳이므로 정성껏 행하여 간다.

27. 3각 자세

간장, 폐, 심장의 강화, 유방암의 예방, 두통, 어깨 결림, 허리를 가늘게 만든다. 다리 허리를 나긋나긋하게 만든다.

간장, 신장, 심장이 약해져 있을 때에 특히 효과가 있는 자세다.

등뼈를 부드럽게 하기 때문에 자율신경을 정비하고 내장의 경혈을 자극하여 내장 전체의 활동을 좋게 하여 횡경막의 울혈을 제거하고 간장이나 신장, 심장을 강화 한다.

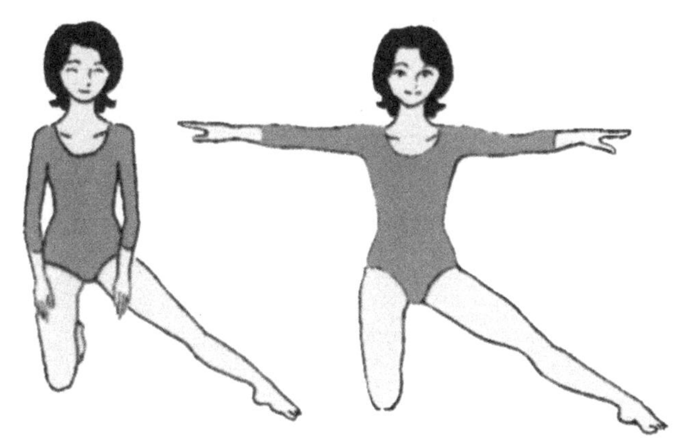

① 세운 무릎으로 하고 발가락 끝을 세워 등을 편다. 오른발 뒤꿈치와 왼무릎이 1직선상에 있게 하고 옆으로 뻗는다.

② 숨을 마시면서 양손바닥을 아래로 향하게 하고 어깨의 높이까지 올린다.

보통호흡 마신다

팔을 뻗어 겨드랑이 아래 임파선을 자극하여 유방암의 예방도 된다.

경추(목 등뼈)의 뒤틀림을 바르게 하여 목으로부터 위로의 혈행을 좋게 한다. 두통이나 목의 뻐근함, 어깨 결림을 좋게 해준다.

미용면에서는 허리를 가늘게 하고 다리, 허리를 나긋나긋하게 한다.

인도에서는 '체내의 독소를 분해하여 배출한다'는 자세로 불리고 있다.

28. 허리 풀기 자세

자율신경 실조증, 부인관 계의 병, 목의 빼근함, 내장의 강화, 발 다리의 이상 증상

이 자세는 상체를 돌리는 것으로 목, 등, 허리에 자극을 줌으로서 목 빼근함을 없애 주어, 등뼈를 조정하여 자율신경을 정비하기 때문에 자율신경 실조증에 좋고 허리를 돌리는 것으로 부인관계의 불쾌한 증상

팔의 힘을 뺀다.▶
※주:상체, 목이 앞으로 쏠리지 않게.
목의 힘을 뺀다. ▶
◀ 옆구리를 편다.
③숨을 토하면서 상체를 우로 쓰러뜨리고 오른손은 무릎에 왼손은 손바닥의 방향을 바꾸어 오른쪽으로 쏠리게 한다. 옆구리를 펴서 어깨, 팔의 힘을 뺀다. 천천히 4호흡 한다. 숨을 마시면서 천천히 원위치로 돌아간다. 다리를 바꾸어서 같은 방법으로 행한다.
무릎은 구부리지 않는다. ▶
▲발뒤꿈치와 무릎을 1직선으로

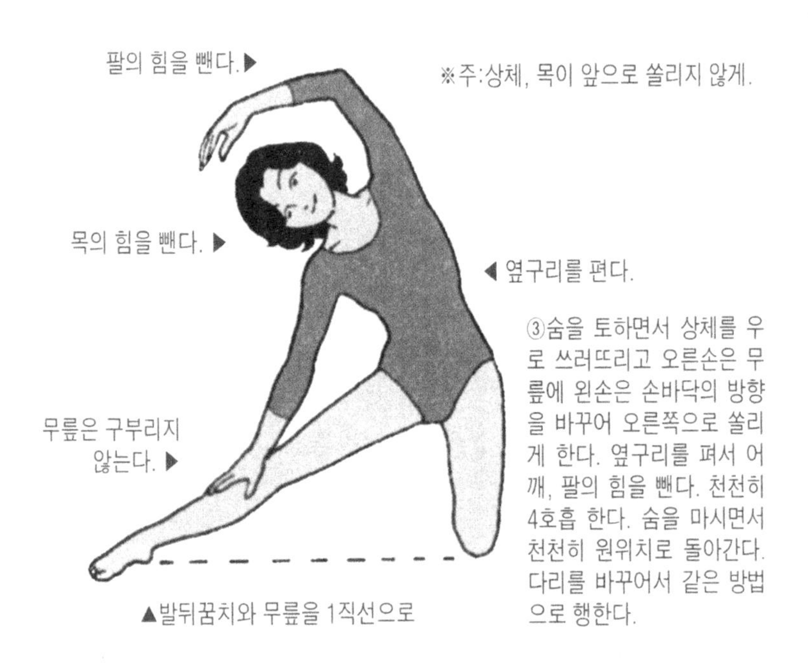

토한다 4호흡

삼각 자세

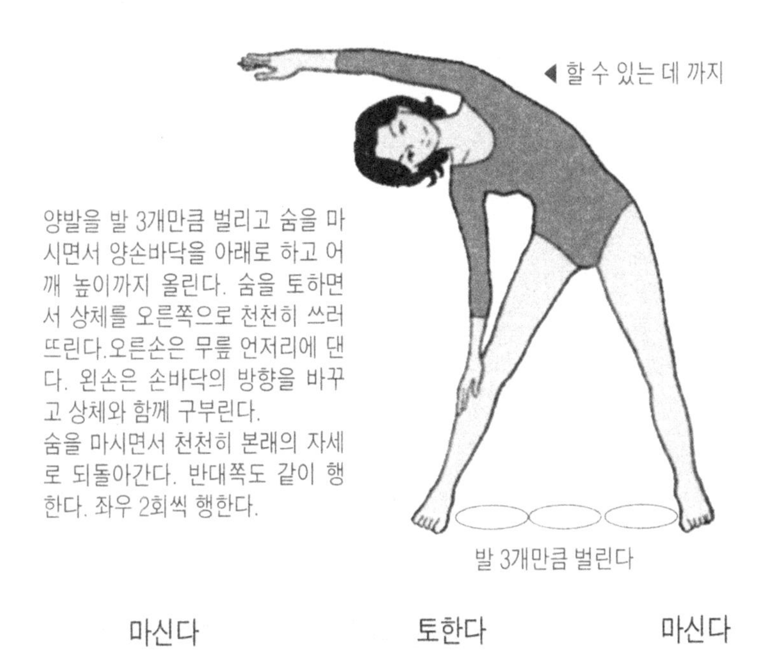

을 개선해 준다.

위, 장, 신장 등 내장도 자극해서 혈행을 좋게 하므로 내장도 정비된다.

다리를 오그렸다 폈다 하기 때문에 대퇴부의 뿌리로부터 발 끝에 보다 좋은 자극이 가해져 혈액의 흐름을 좋게 하여 다리통증을 해소도 된

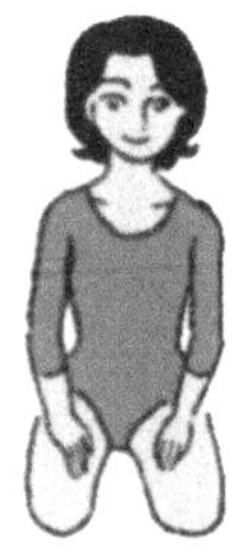

① 무릎은 주먹 2개 들어갈 정도로 벌리고 허리를 세우고 앉는다.

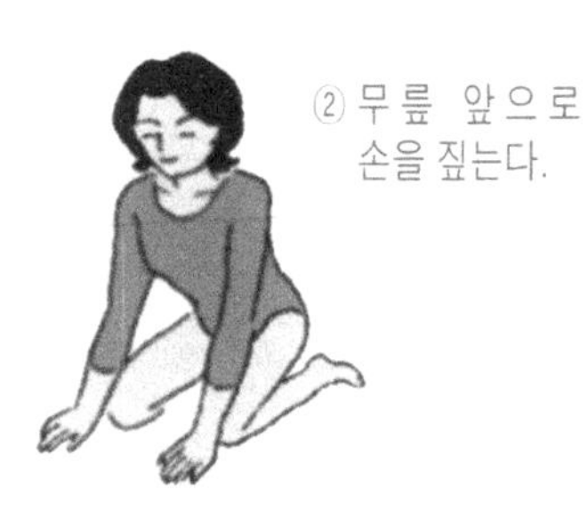

보통호흡

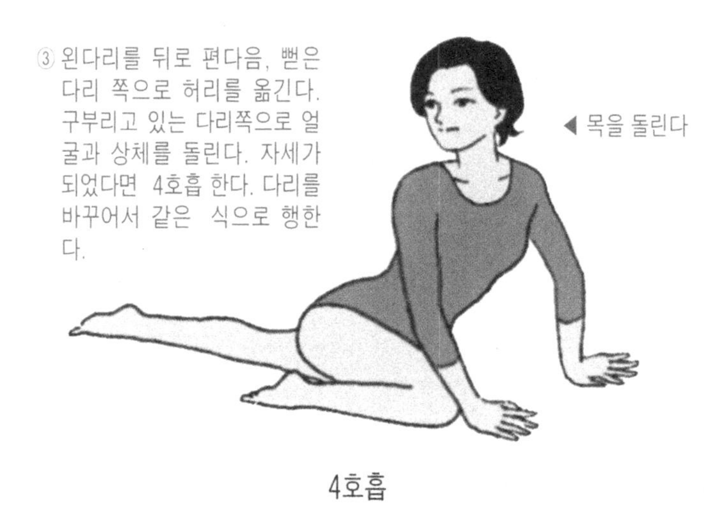

4호흡

다. 좌우 같은 식으로 한다.

누워서 하는 자세

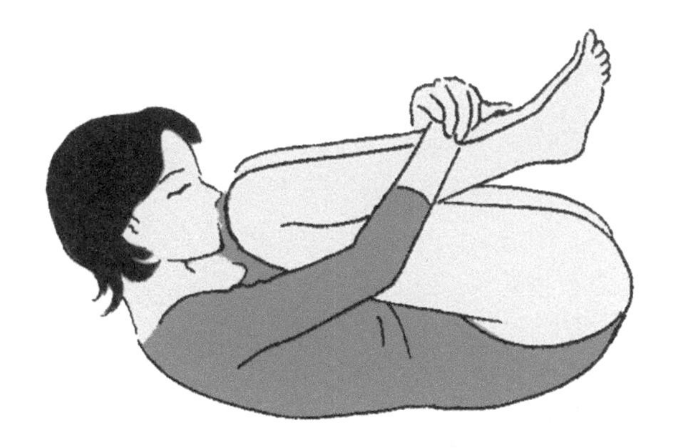

29. 편안한 자세(샤봐 · 아사나)

자율신경 실조증, 생리통, 갱년기 장해,
불면증, 고혈압증, 피로회복

반듯하게 누운 편안한 자세

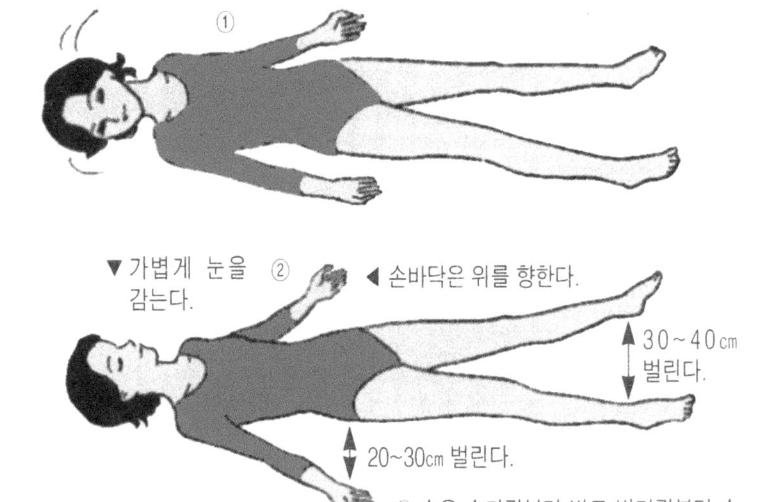

① 반듯하게 누워 조용히 복식호흡을 하여 전신의 힘을 뺀다. 가볍게 눈을 감고 목을 좌우로 10회 정도 움직여 긴장을 푼다.

② 손은 손가락부터 발도 발가락부터 순차적으로 힘을 빼고 어금이를 느슨하게 하고 혀는 위턱(입천장)의 맨 안쪽에 가볍게 대고, 볼은 미소를 띄운다. 숨을 토할 때 등뼈, 허리의 힘이 빠져서 늘어져 잠기는 것 같이 한다.

천천히 호흡한다

편안한 자세는 더욱 중요한 자세이기 때문에 '여왕의 포즈'. 또 샤봐는 산스크리트어로 사체(죽은 몸)라는 의미 때문에 ,리럭스의 자세다.

15분 완전하게 하고 나면 몇 시간의 수면에 맞먹는다고 한다.

혈액의 흐름이 좋아지기 때문에 심장의 부담을 가볍게 하여 혈압을 내려 준다. 천천히 토하는 숨이 부교감신경의 활동을 높이어 긴장, 흥분, 초조함을 완화시켜 준다.

자율신경을 정비하기 때문에 자율신경 실조증, 생리통, 갱년기 장해,

엎드린 편안한 자세

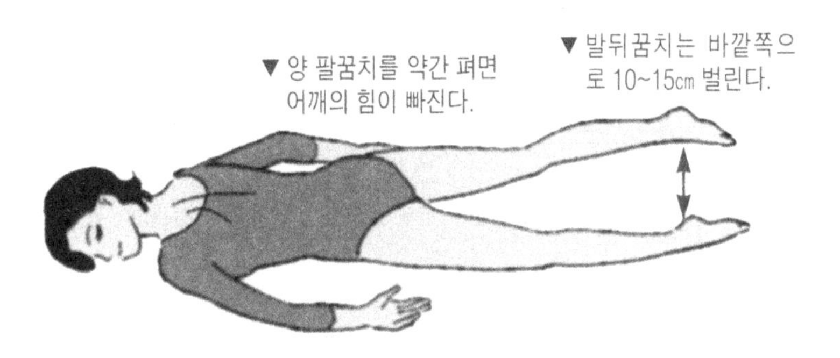

천천히 호흡한다

엎드려 눕고 얼굴을 옆으로 향한다. 발은 뒤꿈치를 바깥쪽으로 벌리고 전신으로부터 힘을 뺀다. 손바닥을 위로 향하게 하고 몸의 옆구리에 두고 양 팔굼치를 약간 펴서 어깨의 힘을 뺀다. 깊고 긴 호흡을 천천히 한다.

옆을 향한 편안한 자세
(열반의 포즈)

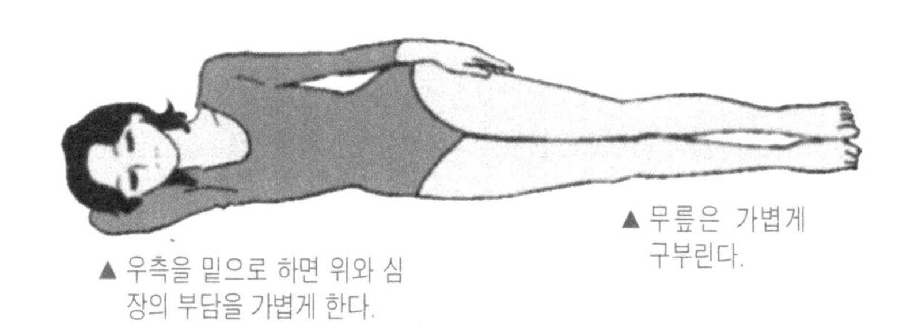

천천히 호흡한다

오른쪽을 밑으로 하고 옆을 향해 눕고 오른팔을 구부려서 머리를 받치고 양다리는 가볍게 가지런히 겹치고 왼팔은 몸에 나란히 올려놓는다. 배를 움직이여 천천히 호흡한다.

스트레스, 피로회복 등 모든 증상에 효과가 있다.

30. 갓난아기 자세

불면증, 신장병, 만성설사, 변비, 무릎의 통증,
요통, 생리통, 복부의 지방을 방지한다.

허벅지를 배에 끌어 붙이고 호흡을 하기 때문에 대장과 직장의 활동이 활발해져 변비해소에 좋다. 또 배에 가스가 차기 쉬운 사람에게 특히 효과가 있어 가스빼기의 자세라고도 한다.

하반신이 자극되어 혈행이 좋아지기 때문에 배의 지방이 없어진다.

'상냥한 갓난아기의 자세'는 허리 등뼈의 조정에 뛰어나 아침에 일어

① 반듯이 누워 양다리를 가지런히 하여 구부리고 두 손으로 무릎을 끌어안듯이 잡는다.

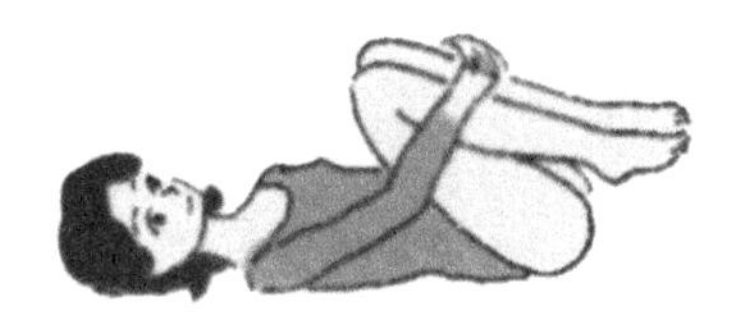

보통호흡

② 숨을 마시면서 두 다리를 배에 끌어다 부치고 숨을 토하면서 머리를 들어올려 얼굴이 무릎에 닿도록 등을 동그랗게 4호흡 한다.

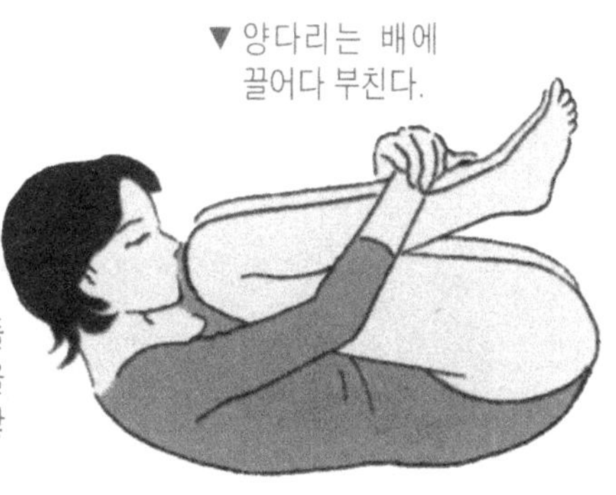

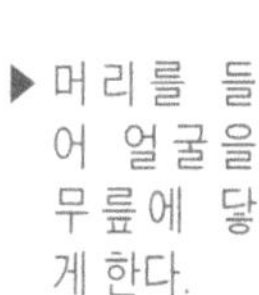

마신다 토한다 4호흡

낫을때, 밤에 자기전, 이 자세를 마지막에 해서 편안하게 잠자리에 들어가는 등 여러 가지로 활용한다.

'옆으로 향한 갓난아기의 자세'는 허리가 아픈 사람, 임신 중인 사람 등이 눕기 쉬운 편안한 자세다.

상냥한 갓난아기의 자세

① 반듯이 누워 전신의 힘을 빼고 양 무릎을 구부려 발끝을 교차시키고 손으로 쥐고 세로로 10회, 가로로 10회 흔든다.

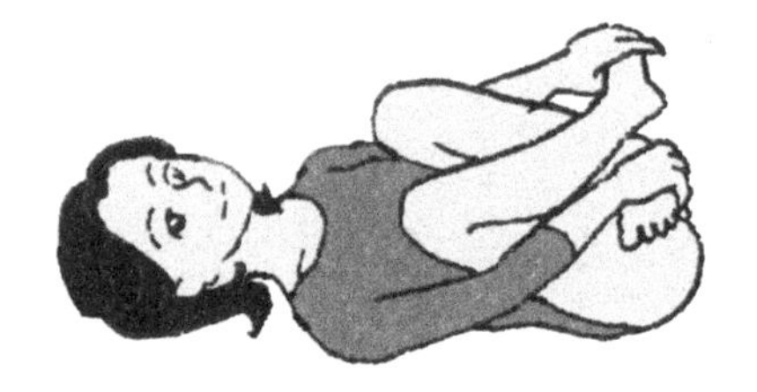

② 손을 무릎에 대고 종(세로)으로 10회, 횡(가로)으로 10회 흔든다.

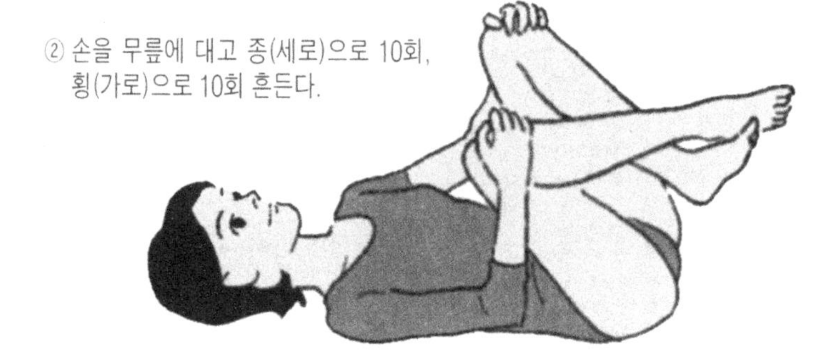

보통호흡

옆을 향한 갓난아기의 나세

옆을 향해 누워 윗다리를 앞으로 늘어뜨리고
토하는 숨이 긴 호흡을 한다.

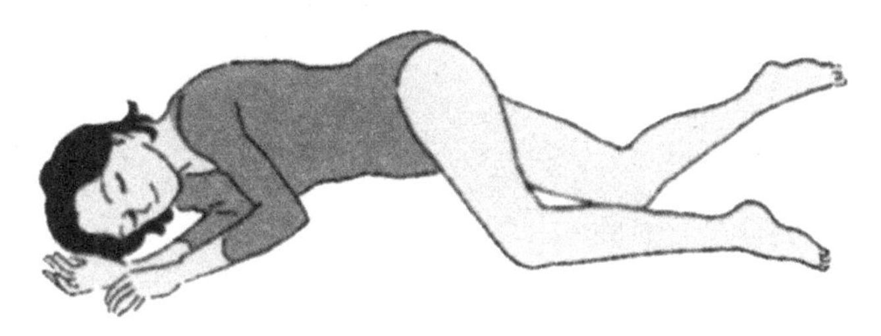

토하는 숨의 긴 호흡

31. 결정적 자세

식욕부진, 위장장해, 변비, 설사, 방광염

복부를 중심으로 위, 가슴, 목 줄기, 팔의 뿌리, 허벅지 등을 뻗어서 상쾌한 자세다. 위장이 느긋이 펴지는 것으로 활동이 활발해 지므로 식욕부진, 위장장해에 효과가 있다.

요추의 뒤틀림을 바르게 하여 복식호흡을 하기 때문에 변비에 좋고 설사에도 효과가 있다.

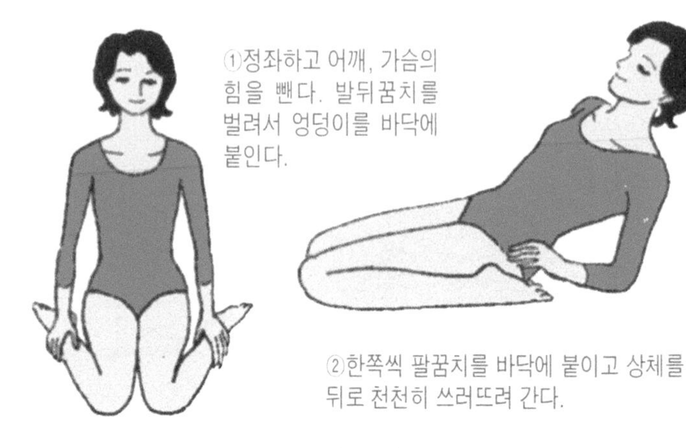

보통호흡

③ 후두부가 바닥에 닿은 다음 양 무릎을 붙인다. 무리하지 않도록. 양팔로 머리를 감싸고 깊게 긴 복식호흡을 한다. 옆꾸리, 명치, 허리가 잘 뻗는 상쾌함을 맛본다.

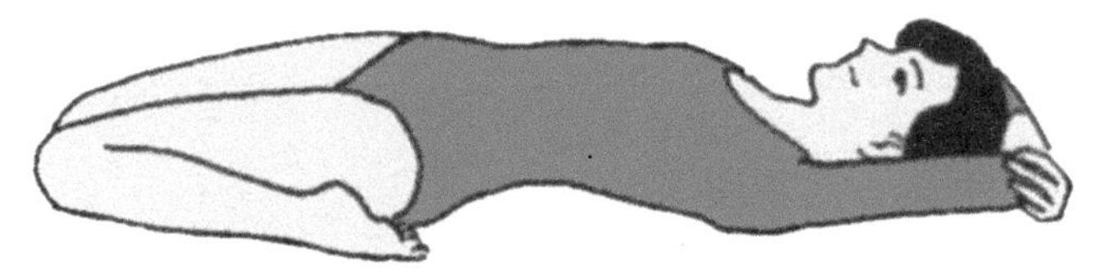

▲ 양 무릎은 무리해서 합치지 않는다.

깊고 긴 호흡

방광염에 의한 잔뇨감도 제거해 줍니다.

목덜미를 죽 벋고 팔을 뻗는 것으로 목부터 어깨부근, 또 팔에서 옆구리 언저리가 산뜻해 진다. 포즈가 정해지면 전신에서 힘을 빼고 배를 움직여서 깊고 긴 호흡을 한다.

32. 악어 자세

늑간 신경통, 변비, 요통, 생리통, 자궁근종,
난소 낭종, 자궁내막증

누워서 할 수 있는 부드러운 자세다. 몸의 요처에 있는 요골의 잘못된

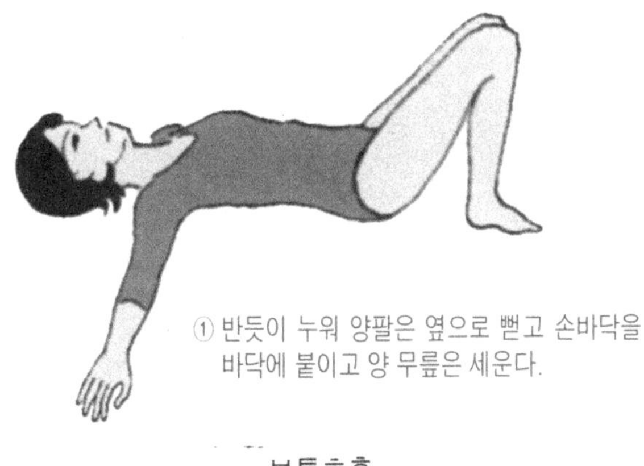

① 반듯이 누워 양팔은 옆으로 뻗고 손바닥을 바닥에 붙이고 양 무릎은 세운다.

보통호흡

곳의 교정에 효과가 있다.

요골(허리뼈)이 뒤틀려져 있으면 등뼈가 구부러져 목이 비뚤어지

고…. 요통만이 아니고 모든 병의 원인으로 허리는 언제나 정비하여 두고 싶은 곳이다.

허리를 우로 좌로 비틀기 때문에 요추의 비뚤어짐을 교정하여 추간판에 양질의 혈액을 보내주어 통증을 제거해 준다. 복부를 비틀기 때문에 위장이 자극을 받아 활동이 활발하게 되므로 변비해소에 좋다. 또 난소낭종, 자궁내막증 등 부인과 질환의 병에도 효과가 있다.

33. 卍(만자)의 자세

'卍의 자세'라 이름 붙여져 있지만 그 이름에 걸맞는 전신의 강화에

②천천히 숨을 토하면서 양무릎을 가지런히 한 채 우측으로 쓸어뜨리고 얼굴은 반대쪽으로 향한다. 4호흡하고 나서 숨을 마시고 원래 자세로 되돌린다. 좌측도 똑같이 행한다.
◀ 다리는 겹친다.
양 어깨는 바닥에 ▶
토한다
4호흡

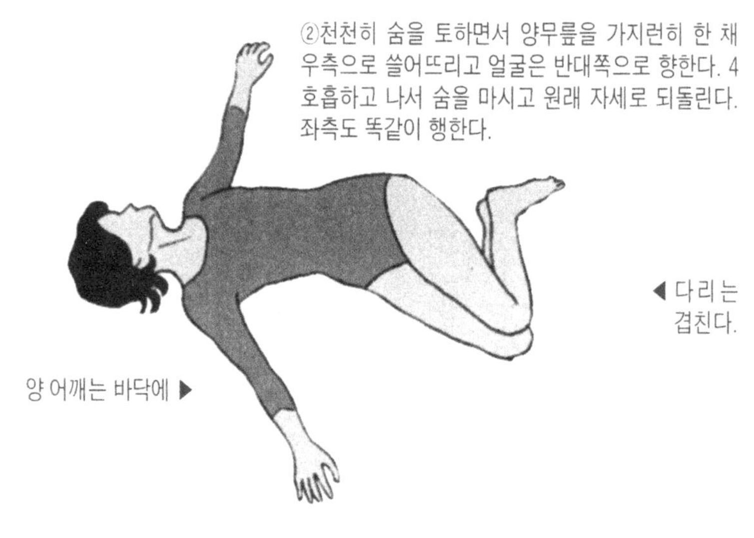

멋진 효과를 지닌 자세다.

머리, 어깨, 가슴, 허리, 손발 등 전신의 근육을 뻗어, 특히 목줄기에서 귀에 걸쳐서 혈액의 흐름을 좋게 하기 때문에 몸 전체의 상태를 정비 한다.

요통이나 좌골신경통을 해소하여 호흡기계, 내장의 강화, 자율신경을 정비한다.

특히 간장이나 비염, 산부인과계통에 효과가 있다.

34. 양다리 뒤로 꺽기 자세

비염, 축농증, 화분증, 코막힘, 두통, 구내염,
목구멍의 통증, 귀울림, 어깨결림, 50견, 목뻐근함

① 우측을 밑으로 하고 눕는다. 양무릎을 가지런히 하고 뒤로 구부린다. 왼다리를 배와 직각가까이 까지 구부리고 오른손은 전방으로 뻗는다.

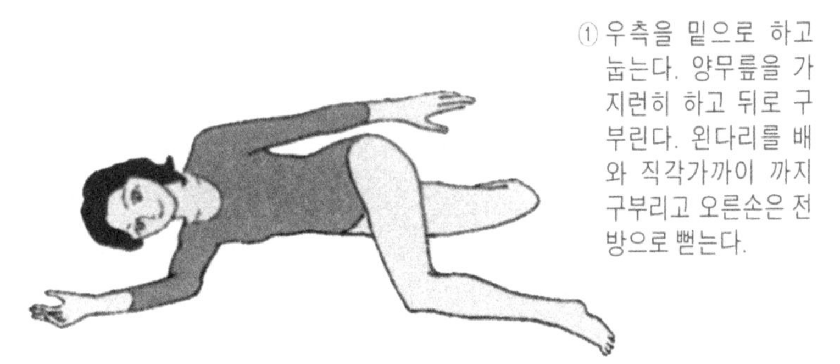

보통호흡

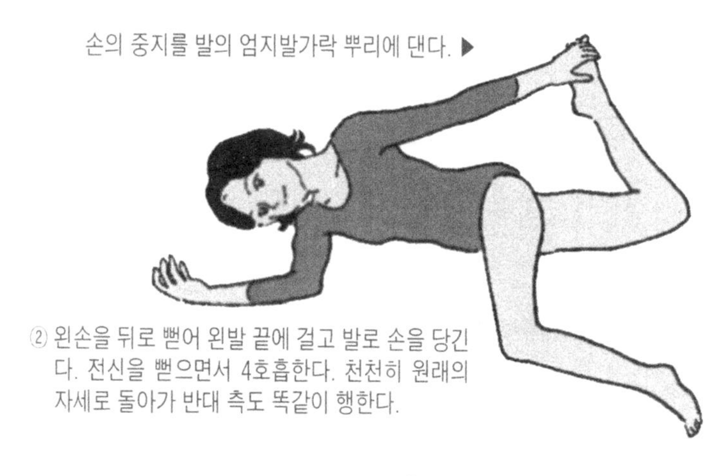
손의 중지를 발의 엄지발가락 뿌리에 댄다. ▶

② 왼손을 뒤로 뻗어 왼발 끝에 걸고 발로 손을 당긴다. 전신을 뻗으면서 4호흡한다. 천천히 원래의 자세로 돌아가 반대 측도 똑같이 행한다.

4호흡

목에서 위로의 혈액순환이 좋게 되는 포즈이다. 목덜미나 등뻐를 펴면서 뒤틀림을 교정하여 얼굴이나 어깨의 언저리에서 위의 부분의 불쾌한 증상을 없애준다.

몸을 역전시키기 때문에 내장의 활동이 활발하게 되어 내장하수를 방지 한다. 등뻐를 자극하기 때문에 자율신경과 근육이 강화 된다.

이 포즈는 경추와 등뻐를 아프게 하기 쉬우므로 무리하지 마시고 천천히 행한다. 다른 사람에 누르게 하는 것은 피하고 자력으로 행한다. 갑상선이나 간장, 췌장에 장해가 있는 사람은 고치고 나서 행한다.

① 반듯이 누워 양다리를 가지런히 하고 손바닥을 밑으로 한다. 몸의 옆꾸리에 뻗는다. 숨을 마시면서 다리를 직각으로 올려 숨은 잠깐 멈춘다.
② 숨을 토하면서 허리를 올려 양손을 등에 대고 다리가 바닥과 평행이 되기까지 구부린다.
마신다
멈춘다
토한다
되돌릴 때는 척추를 하나씩 내리듯이 하여 등을 바닥에 붙이고 다리를 직각의 위치에서 멈추고 한 숨을 쉬고 바닥으로 되돌린다. 편안한 자세로 쉰다.
③ 다시금 발끝을 내리고 허리가 머리 바로 위에 오도록 구부려 뻗는다. 편하게(쉽게) 할 수 있게 되면 허리의 손을 떼어 바닥에 댄다.
▲ 목의 뒤를 뻗는다(편다)
깊고 긴 호흡

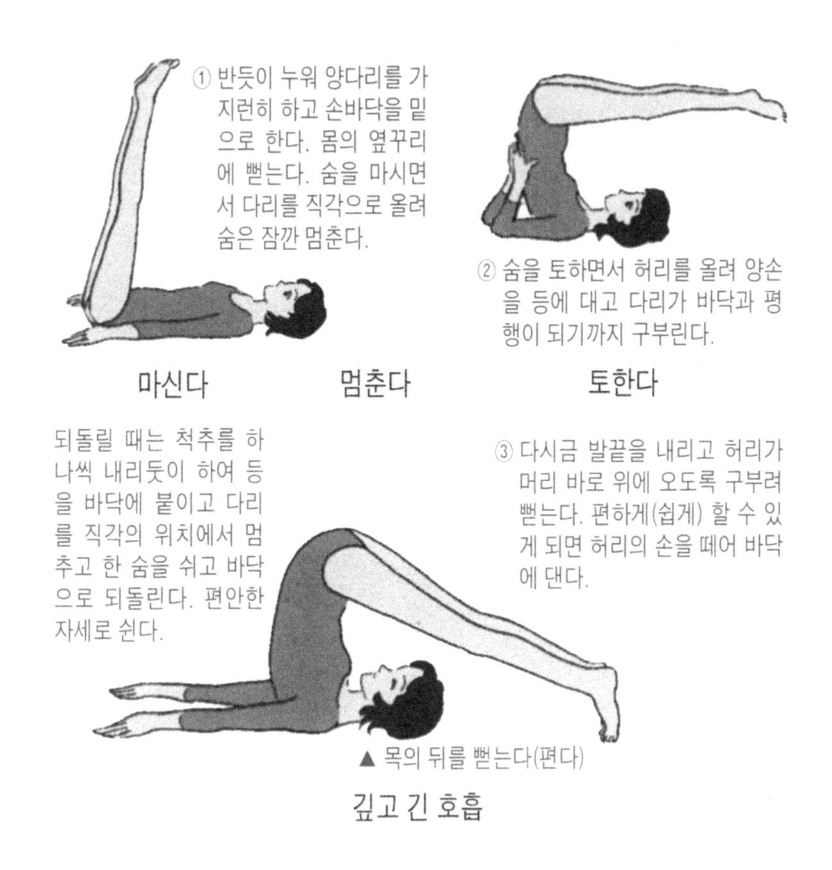

35. 어깨로 서기

내장하수, 두통, 어깨결림, 코막힘,

신진대사를 원활하게 한다. 부인과 질환의 예방

이 자세는 다리를 위로 머리를 아래로 하여 체위를 역전시키는 것이다. 내장하수를 방지하고, 또 뇌에 혈액을 보내주기 때문에 뇌혈전, 뇌종중, 뇌연화증 등 뇌의 제반 증상을 예방한다.

하복부의 혈행이 좋게 되므로 신장, 방광, 항문 등의 개선에 좋고, 전신에 혈액이 흘러가기 때문에 신진대사를 좋게 한다.

갑상선을 자극하여 홀몬의 분비를 촉진 시킨다. 다만 갑상선하진증, 심장병, 고혈압증인 사람은 하지말아야 한다.

다리를 감으면 '만초의 자세'가 된다. 허리를 더욱 강화하여 부인과 질환의 예방이 된다.

36. 물고기 자세

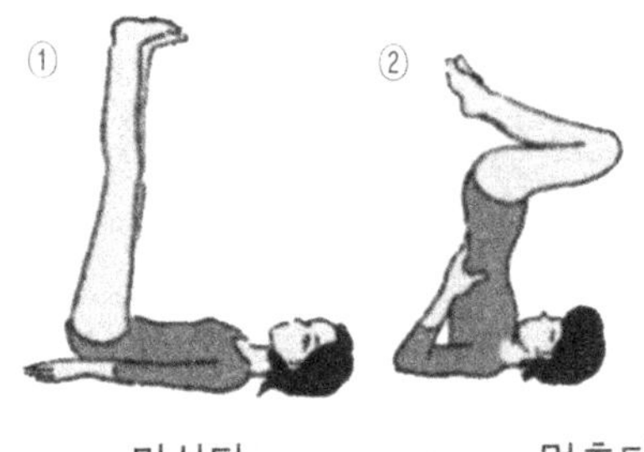

① 반듯이 눕는다. 손바닥을 밑으로 향하게 하고, 몸의 옆구리를 따라 팔을 편다. 숨을 마시면서 양다리를 직각으로 올려 잠깐 숨을 멈춘다.
② 숨을 토하면서 허리를 올리고 등에 양손을 대고 다시금 올린다.

마신다　　멈춘다　　토한다

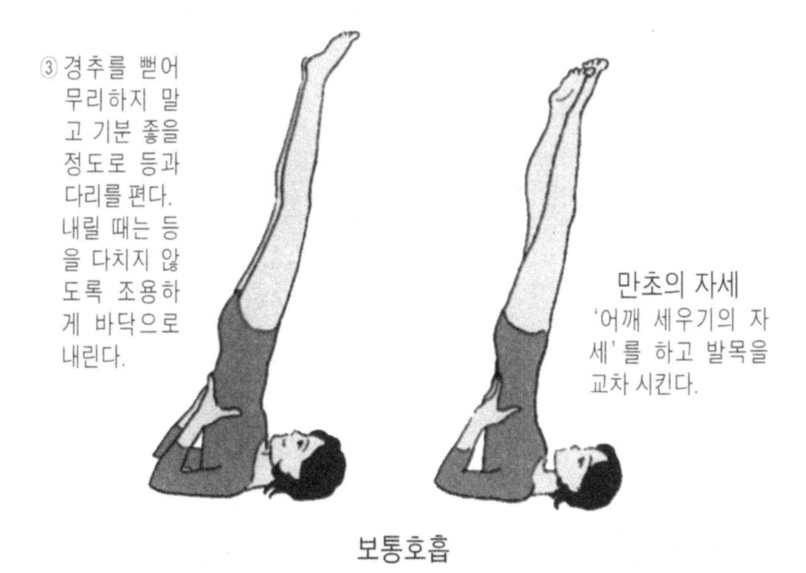

비염, 축농증, 화분증, 코막힘, 목구멍의 통증, 생리불순, 불임증, 냉증, 천식, 만성기관지염, 내장과 자율신경의 강화

'물고기의 자세'는 '어깨로 서기의자세'와 배합하여 행하면 보다 효과적이다.

머리에서 목, 등 전체를 자극하여 인수, 가슴, 배, 다리를 뻗기 때문에 뇌하수체, 송과선(내부비기관의 하나), 갑상선의 활동을 좋게 하고 자궁이나 난소의 활동을 촉진하여 생리불순, 불임증, 냉증에 효과가 있다.

① 두 다리를 뻗고 앉아 한쪽 팔꿈치씩 뒤로 짚고 상체를 눕인다.

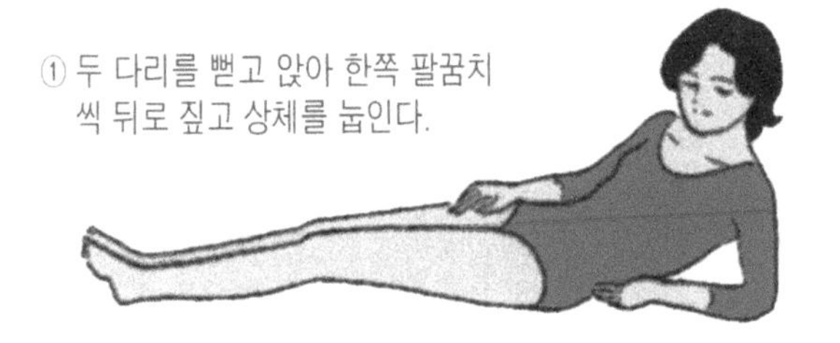

보통호흡

② 팔꿈치를 버티고 가슴을 제켜 머리의 정수리를 바닥에 부치고 숨을 토한다.

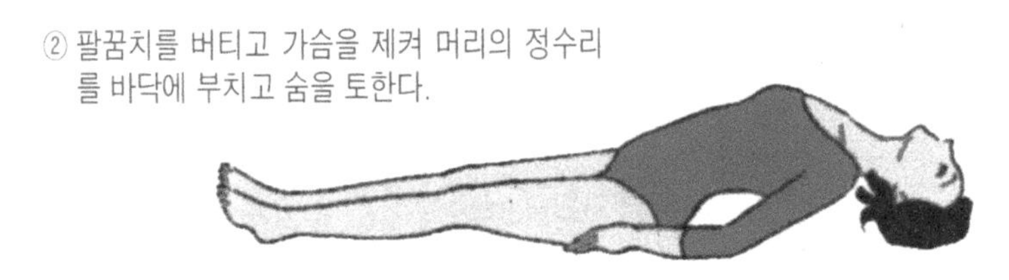

토한다

③ 제킨 가슴의 밑에서 양팔을 꼬고 목 인후를 뻗는다. 4호흡 한다. 되돌릴 때는 꼬은 팔을 풀고 머리와 등을 바닥에 붙이고 한숨 돌린다.(쉰다)

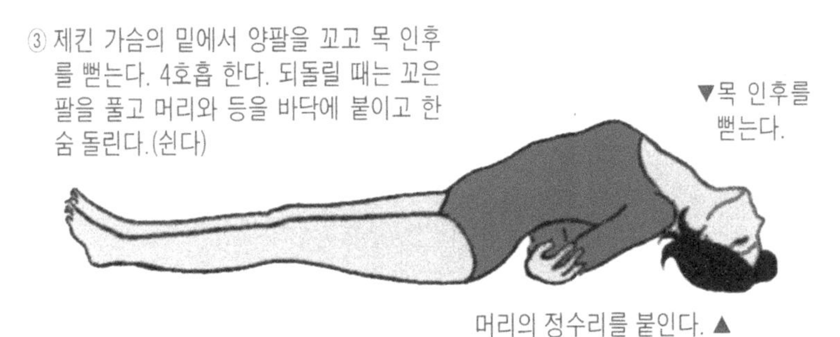

4호흡

호흡기계통을 자극하기 때문에 천식, 만성기관지염에도. 척추를 제끼므로 자율신경과 내장을 강화 한다.

전신의 혈행이 좋아지기 때문에 홀몬의 밸런스가 좋아져서 비만해소와 아름다운 피부만들기, 가슴을 풍만하게 만드는 자세다.

37. 아치 자세

두통, 두중(머리가 무거움 증), 목 뻐근함, 귀울림, 자율신경의 강화, 갱년기 장해, 내장의 활성화, 자궁근종, 난소낭종

배를 들어 올려서 목, 가슴, 배, 다리를 충분히 뻗기 때문에 전신의 근육이 자극받아 혈행을 좋게 하고 호르몬의 활동을 활발하게 한다.

처음부터 되는 사람은 적기 때문에 ①의 상태로부터 허리를 쑤욱 바닥으로부터 시작하여 다음에 ②로 진행하는 순서로 연습한다.

머리에 혈액이 도달하기 때문에 목으로부터 위의 증상에 좋다. 내장도 강화되고 자율신경도 정비되어 갱년기 장해에도 효과가 있다. 하반신의 혈행도 좋게되기 때문에 산부인과 질환의 고민도 해소해 준다.

38. 코알라 자세

① 반듯이 누워서 무릎을 세우고 발을 허리넓이로 벌린다.

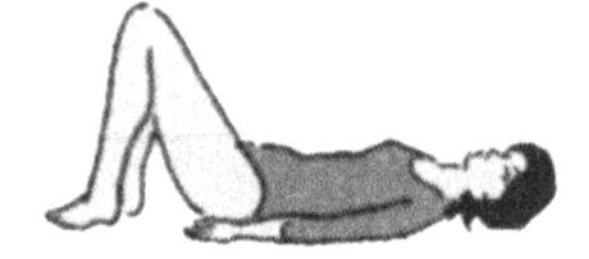

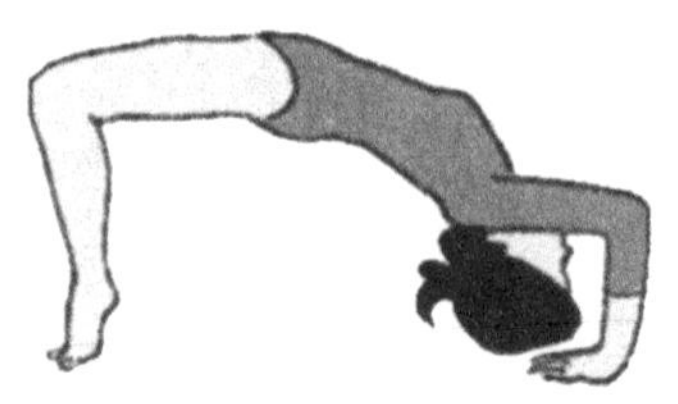

② 팔꿈치를 구부리고 손가락 끝을 어깨로 향하여 양손바닥을 양귀의 옆에 붙인다. 허리와 등을 올려 정수리를 바닥에 붙인다.

보통호흡

▼ 배꼽을 높이 올리도록 의식한다.

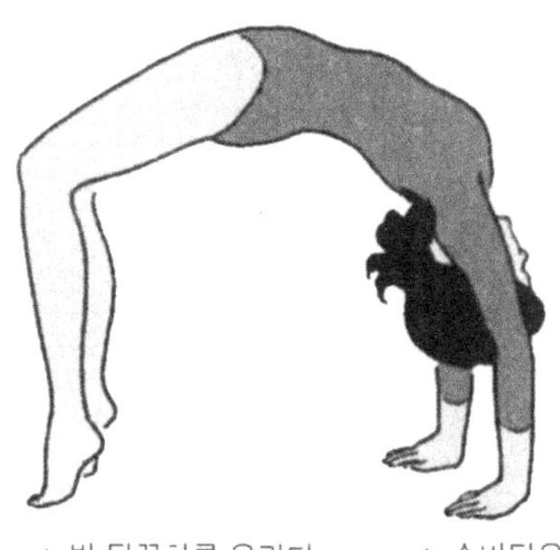

③ 손과 발을 뻗어서 머리를 바닥으로부터 떼고 배꼽을 높이 올린다. 깊고 긴 호흡을 하며 무리하지 않는 정도로 체위를 유지한다. 끝날 때는 무릎을 구부려 천천히 몸을 바닥에 부치고 '편안한 자세'로 쉰다.

▲ 발 뒷꿈치를 올린다.

▲ 손바닥은 확실하게 바닥에 붙인다.

깊고 긴 호흡

발목, 장단지의 강화, 좌골신경통, 다리의 피로를 풀어 줌, 요통

반듯이 누워서 하는 간단한 자세지만 허리, 궁둥이, 넓적다리를 기분 좋게 자극하여 혈액의 흐름을 좋게 하는 자세다.

발목을 쥐고 넓적다리의 위에서 전후로 흔들기 때문에 발목부터 장단지의 강화가 된다.

넓적다리로부터 허리에 걸쳐서 자극이 있기 때문에 좌골신경통의 통

① 반듯이 누워서 양무릎을 세운다.

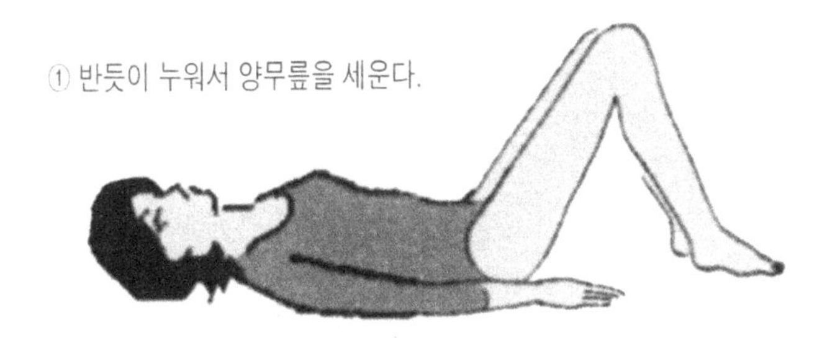

보통호흡

② 양다리를 올려 오른발을 왼 허벅지에 걸치고 오른손은 무릎, 왼손은 발의 등을 대고 흔든다. 발을 바꾸어서 같은 식으로 행한다.

◀ 다리의 힘은 뺀다.

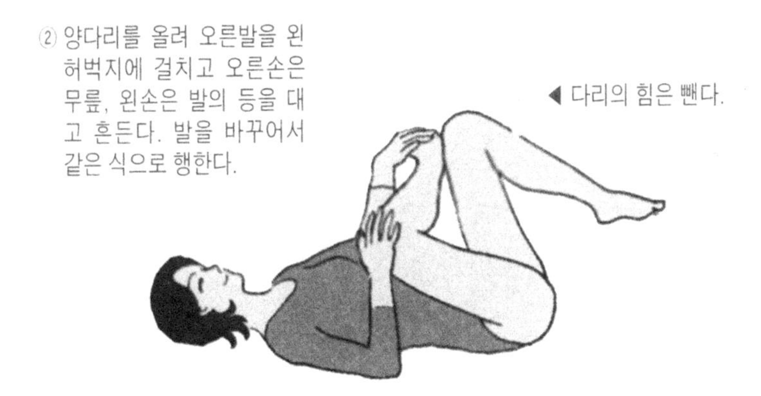

보통호흡

증을 완화시키고 요통에 좋다. 다리의 피로도 제거해 준다. 등, 목, 또 배에도 자극이 가해지므로 전신의 혈행도 좋아 진다.

침상에서 할 수 있는 자세이므로 아침잠에서 깨었을 때, 또 자기 전에 하면 좋다.

39. 발 마사지

냉증, 불면증, 다리의 나른함과 피로, 장단지의 경련, 무릎의 통증, 무좀, 티눈, 고혈압증, 저혈압증

반듯이(위를 보고) 누워서 90° 정도로 세운 무릎위에 반대쪽 다리의 장단지를 얹고 맛사지를 한다.

장단지의 거의 중앙에 있는 경혈인 승산은 장단지의 나른함, 장단지의 경련, 좌골신경좋에 좋고, 무릎의 뒤쪽의 경혈인 위중은 허리나 등의 통증, 관절 류마치스에 좋다. 다리의 정강이쪽의 무릎 머리로부터 조금 내려간 곳인 족삼리는 위 등 모든병에 좋다. 발목에 가까운 삼음교는 생리의 이상, 갱년기장해, 냉증, 설사 등에 효과가 있는 곳이다.

① 반듯이 누워서 무릎을 세우고 팔은 가볍게 양옆구리에 둔다. 오른다리의 무릎위에 왼다리의 장단지를 얹고 무릎의 뒤로부터 발목까지 충분히 문지른다.

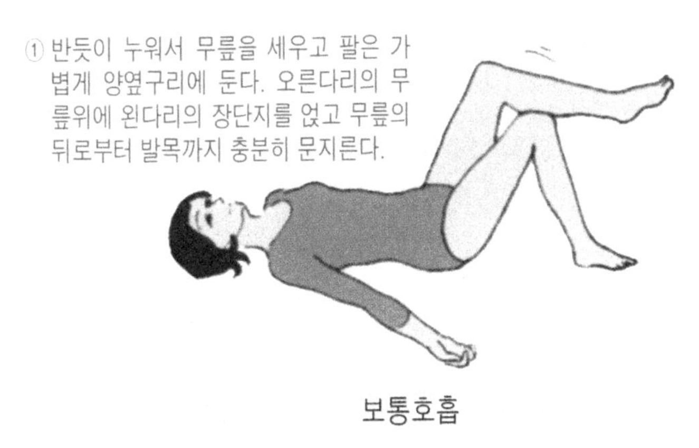

보통호흡

② 오른다리를 쓰러뜨리고 왼발의 뒤꿈치로 안쪽을 누른다. 무릎의 뒤는 발끝으로 누르고 다리의 뒤편은 발뒤꿈치로 누르면 기분이 좋다. 발가락을 세워서 장단지의 바깥쪽도 문질러 풀어준다. 다리를 바꾸어서 똑같이 행한다.

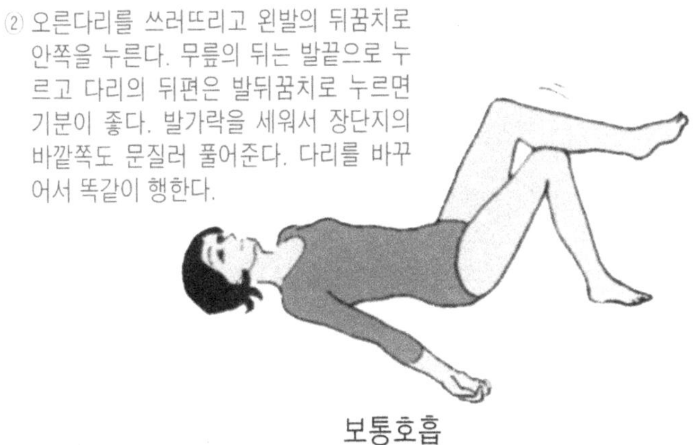

보통호흡

다음에 다리를 옆으로 쓰러뜨리고 다리의 안쪽부터 장단지를 반대쪽 다리의 발뒷꿈치로 문질러 풀어주는 것도 대단히 기분좋은 것이다.

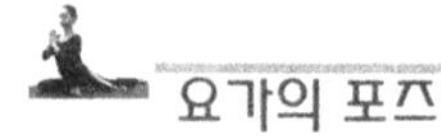

40. 시계바늘 자세

두통, 어깨결림, 50견, 팔의 저림, 팔의 군살을 없애준다.
류마치스

이 자세는 누우면서 팔을 모든 방향으로 움직여서 어깨의 긴장을 없애고 혈행을 좋게 한다. 천천히 시간을 두고 행한다.

어깨 결림에 효과가 있는 동시에 팔이 아파서 올라가지 않을 때에도 견관절(어깨관절)내의 연골에 혈액을 보내어 주기 때문에 통증을 완화

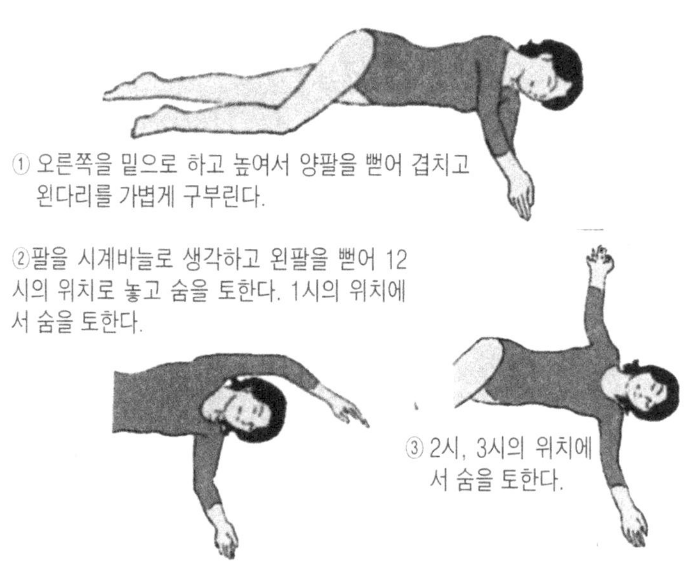

각각의 위치에서 숨을 토한다

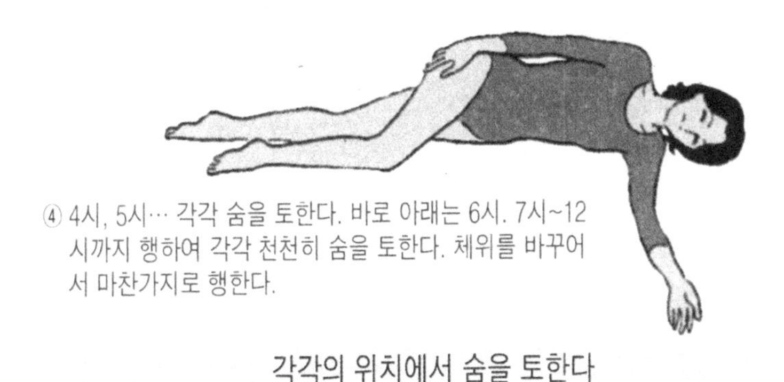

④ 4시, 5시… 각각 숨을 토한다. 바로 아래는 6시. 7시~12시까지 행하여 각각 천천히 숨을 토한다. 체위를 바꾸어서 마찬가지로 행한다.

각각의 위치에서 숨을 토한다

해 준다.

또 류마치스가 되지 않게 하기 위해서는 어깨와 팔의 혈액 흐름을 좋게 하는 것이 중요하다. 그러기 위해서도 권하는 자세이다.

또 어깨와 팔의 군살을 빼는 미용면에서의 효과가 있다.

41. 별 보는 자세

생리통, 생리불순, 정신안정, 불면증,
내자의 활동 강화, 설사

천천히 배를 움직여 복식호흡을 하는 이 자세는 정신이 안정되고 릴렉스한 자세다.

기분이 상쾌하면 졸음이 찾아오는 불면증에 효과가 있다.

또 느긋하게 토하고 천천히 마시는 복식호흡이 내장의 활동을 높여줌과 동시에 부인과 질환의 고르지 못한 점도 개선해 준다.

신경성 설사는 긴장하고 있기 때문에 혈류가 나빠져서 일어나는 것

① 반듯이 누워 천천히 복식호흡을 한다.

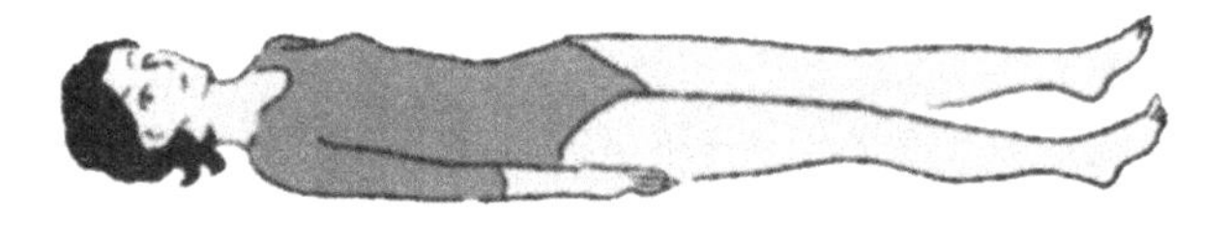

복식호흡

② 다리를 허벅지에 꼬고 양손을 배위에 놓고 팔꿈치를 바닥에 붙인다. 배를 움직이면서 천천히 복식호흡을 한다. 다리를 바꾸어서 마찬가지로 행한다.

손을 꼬지않아도 좋다. ▼

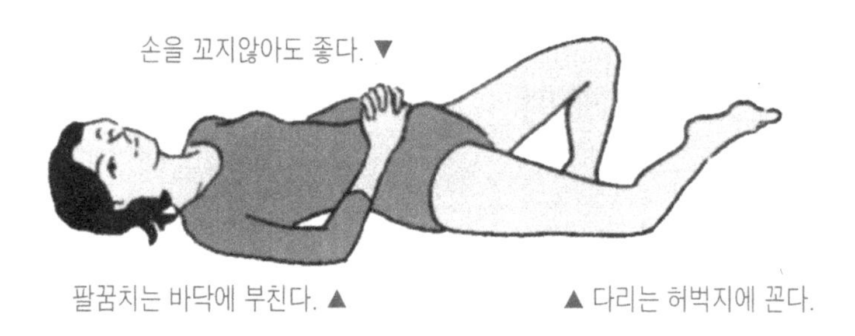

팔꿈치는 바닥에 부친다. ▲

▲ 다리는 허벅지에 꼰다.

복식호흡

이므로 이 '별을 바라보는 자세'를 천천히 행한다.

다리를 가볍게 꼬고 복식호흡을 하는 것뿐인 간단한 자세이므로 밤에 잠자기 전에 하면 하루의 피로가 풀릴 것이다.

42. 비천 자세(하늘을 나는 자세)

생리불순, 자궁암의 예방, 갱년기 장해의 해소 위장을 정비한다. 무릎의 통증, 관절염, 좌골신경통

가슴으로부터 팔을 벌리기 때문에 위나 장도 벌어져 다리에도 자극을 주어 전신을 정비하는 멋진 자세이다.

하복부를 넓혀 토하는 숨의 강한 4호흡을 하는 것으로 자극이 가해지기 때문에 부인과 질환의 고민도 제거해 준다. 또 위장을 정비하는 등 몸 전체의 혈행이 좋아지기 때문에 갱년기장해도 해소된다. 무릎을 누르는 것으로 넓적다리에서 무릎의 통증이나 좌골신경통도 좋아진다.

모양새도 아름다운 자세이기 때문에 하늘위에서 춤추는 천녀가 된 기분으로 느긋하게 즐긴다.

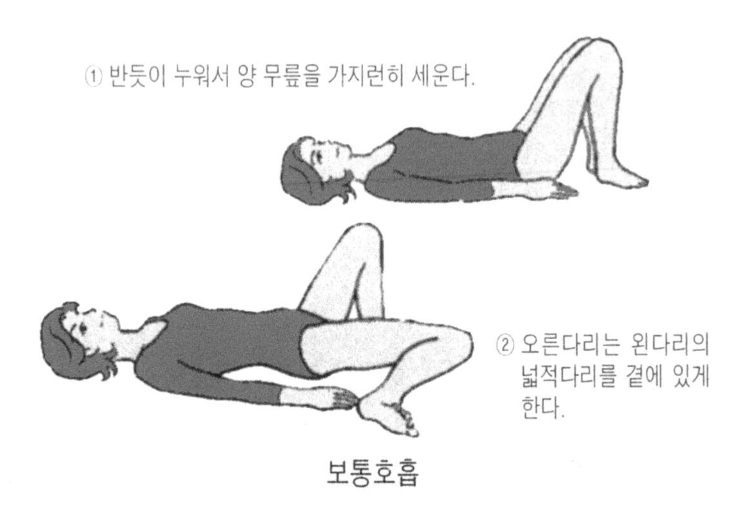

① 반듯이 누워서 양 무릎을 가지런히 세운다.

② 오른다리는 왼다리의 넓적다리를 곁에 있게 한다.

보통호흡

③ 왼발의 뒤꿈치를 오른 무릎에 얹고 무릎을 벌린다. 양팔은 손바닥을 위로하고 자유롭게 넓혀서(펴서) 배꼽을 중심으로 4호흡한다. 다리를 바꾸어서 똑같이 행한다.

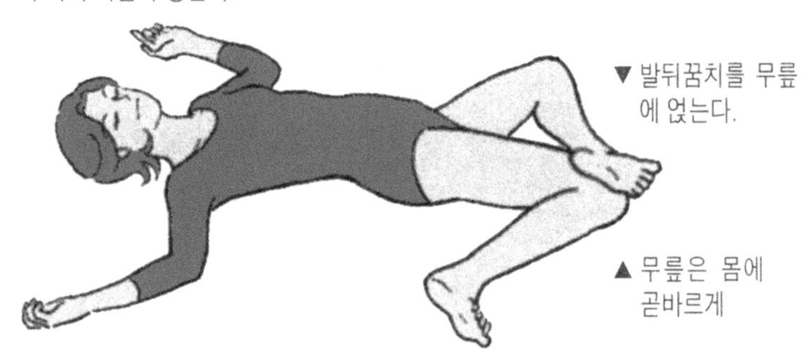

▼ 발뒤꿈치를 무릎에 얹는다.

▲ 무릎은 몸에 곧바르게

보통호흡

43. 곡옥(옛날 끈에 꿰어 장신구로 쓰던) 자세

생리불순, 무릎의 통증, 불임증, 자궁근종, 난소낭종,
자궁내막증, 위장장해, 간장병, 늑간 신경통

반듯이 누워서 가슴으로부터 옆구리를 충분히 뻗어서 혈류를 촉진시키는 이 자세는 부인과 질환을 조정하기 때문에 생리불순이나 자궁근종 등의 고민을 없애준다.

위나 장도 폈다 오무렸다 하여 혈액의 흐름을 좋게 하므로 위장의 상태가 나쁜 사람에게도 잘 듣는 자세이다.

늑간신경통은 바늘로 찔린 것처럼 통증이 있어 괴로운 일이지만 이

① 반듯이 누워, 전신의 힘을 빼고 양 손을 가볍게 깍지 끼고 머리에 부친다.

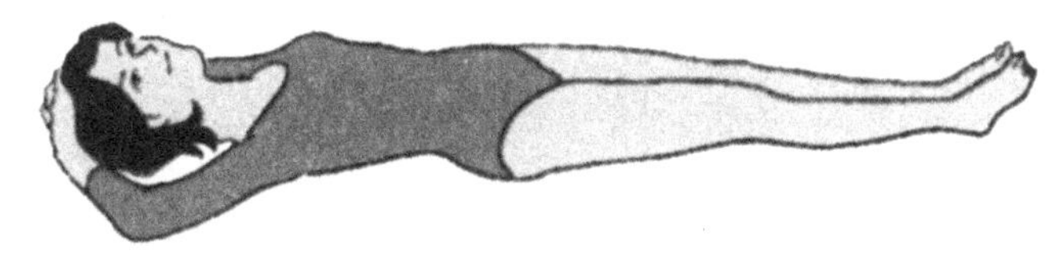

보통호흡

② 숨을 토하면서 상체를 우로 한다. 신장, 심장에의 효과를 확인한다는 느낌으로 구부린다. 하반신도 우로 기분 좋게 구부린다. 자세가 결정 되었으면 손을 머리에서 뗀다. 숨을 토하면서 원래대로 되돌린다. 반대 측도 똑같이 행한다.

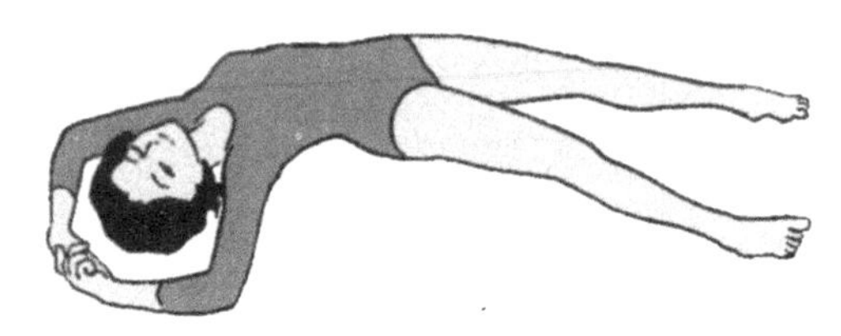

▲손은 자세가 결정되면 머리에서 뗀다.

토한다

'곡옥의 자세'는 늑간과 가슴을 넓히기 때문에 통증을 완화시켜 준다. 아플 때는 토하는 숨이 긴 호흡을 한다. 등뼈의 조정에도 효과가 있어서 자율신경도 정비 된다.

44. 등뼈 펴기 · 허리 펴기

요통, 자율신경 실조증, 감기, 위장장해, 팔의 통증, 방광염 등뼈 펴기는 반듯이 누운채 양 팔을 머리위로 펴고 배꼽, 허리, 다리를 숨을 토하면서 편다.

등뼈를 펴기 때문에 등뼈 속을 통과하고 있는 자율신경이 정비 된다.

위장도 충분히 펴져서 혈액의 흐름을 좋게 하므로 위장장해에 효과가 있다.

팔을 뻗는 것으로 팔의 통증, 무릎을 뻗는 것으로 무릎의 통증을 없애

등뼈 펴기

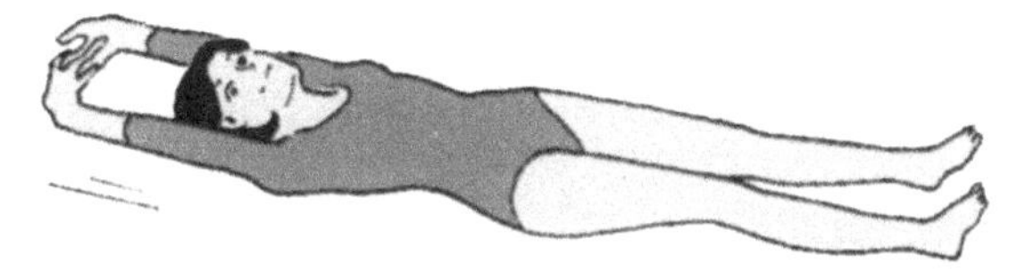

반듯이 누워 양팔을 머리위로 펴고, 손가락을 깍지 끼고 손바닥을 바깥쪽을 향하게 한다. 숨을 천천히 토하면서, 등과 허리를 충분히 편다.

토한다

허리 펴기

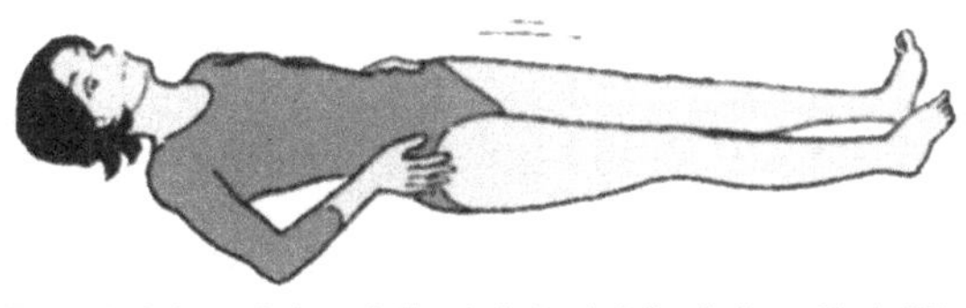

반듯이 누워 다리를 허리넓이로 벌리고 손을 가볍게 허리에 댄다. 오른다리를 펴고 숨을 토하고 왼발을 펴고 숨을 토한다. 이 요령으로 교대로 편다. 호흡은 폈을 때에 토한다.

토한다

준다. 아침에 눈을 떴을 때에 한껏 기지개를 펴는 것은 아주 좋은 기분이기 때문에 꼭 해보기 바란다.

허리 펴기는 요통에 효과가 있는 자세다.

45. 팔 운동

팔의 저림이나 통증, 눈의 피로, 손목이나 손가락의 통증,
부어오름, 저림, 어깨 결림, 손목의 류마치스

팔의 경혈은 눈, 코, 이, 피부, 호흡기, 내장과 연결되어 있기 때문에 전신의 상태를 좋게 한다. 또 팔 저림이나 통증을 없애고 특히 손목의 류마치스에 효과가 있다.

목을 구부리는 것으로 목이나 어깨 언저리의 혈행을 좋게 하기 때문에 목 뻐근함, 어깨 결림에 효과가 있다.

목을 구부리면서 팔을 돌리는 것으로 어깨에서 팔로의 혈액의 흐름이 좋아져서 50견이나 팔의 통증처럼 손목이나 손가락의 통증 등에도 효과가 있다..

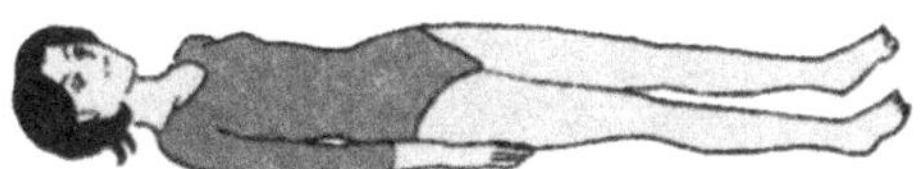

①반듯이 누워 배를 움직이면서, 천천히 복식 호흡을 하여 전신의 힘을 뺀다.

◀ 손은 귀의 2㎝ 위에 댄다.

보통호흡

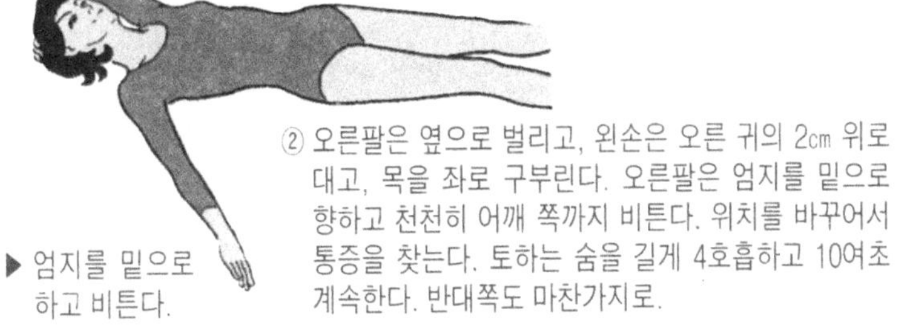

② 오른팔은 옆으로 벌리고, 왼손은 오른 귀의 2㎝ 위로 대고, 목을 좌로 구부린다. 오른팔은 엄지를 밑으로 향하고 천천히 어깨 쪽까지 비튼다. 위치를 바꾸어서 통증을 찾는다. 토하는 숨을 길게 4호흡하고 10여초 계속한다. 반대쪽도 마찬가지로.

▶ 엄지를 밑으로 하고 비튼다.

4호흡

누워서 할 수 있는 자세 이므로 아침에 일어나기 전에 밤에 자기 전에 하도록 권하고 싶다.

46. 목 풀기 자세

목 뻐근함, 귀울림, 어깨 결림, 두통, 코막힘

목 전체를 잘 뻗으므로 뇌의 혈행이 좋아져서 목 뻐근함, 어깨 결림은 물론 두통이나 코막힘 등도 좋아진다. 또 '목 풀어주기'는 목의 뒤를 쭉 뻗고 다음에 우측을 뻗고 좌측을 뻗는 것으로 귀 울림에도 효과가 있다.

이 '목 풀어주기'에 이어서 반듯이 누운채 오른 볼을 바닥에 붙이듯이 천천히 구부려서 숨을 토한다. 이때 어깨의 힘은 뺀다. 목을 비틀듯이 구부

① 반듯이 누워 양손을 머리 밑에서 깍지 끼고 머리를 껴안고, 숨을 토하면서 목을 직각으로 일으킨다. 숨을 마시면서 조용히 내려놓는다.

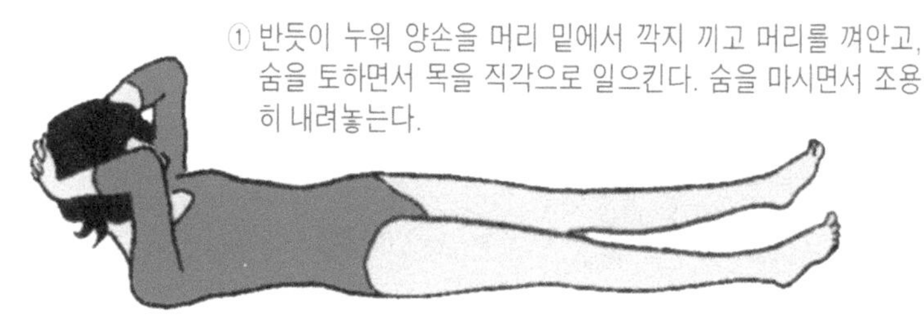

▲ 어깨는 바닥에서 떼지 않는다.

토한다 마신다

▼ 눈은 반대쪽의 허리뼈를 본다.

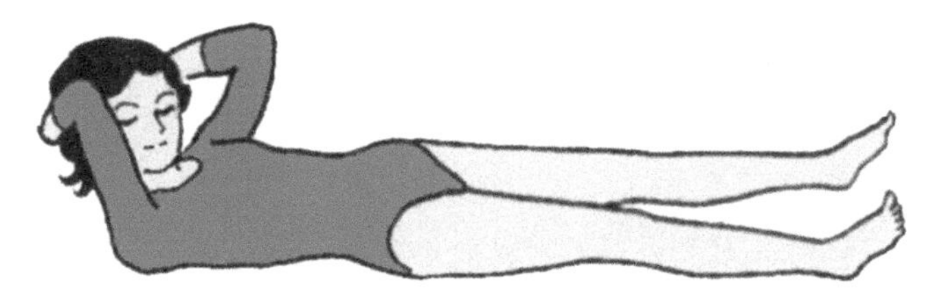

②목을 오른쪽으로 구부리고 오른쪽 비스듬히 목을 빼내는 것 같은 기분으로 일으킨다. 좌측도 마찬가지로 행한다. 다음에 '편안한 자세'로 하고 오른 볼을 밑으로 목을 비튼다. 좌측도 마찬가지로 행한다.

토한다 마신다

리는 것 뿐 이지만 힘든 자세 이므로 반드시 천천히 행한다.

47. 트위스트 자세

간장병, 신장병, 늑간 신경통, 감기, 어지러움증,
자율신경 실조증, 요통, 당뇨병

이 자세는 간장이나 신장, 췌장 언저리를 기분 좋게 뻗어서 혈액을 보내주기 때문에 간장병이나 신장병, 당뇨병에 효과가 있다.

몸을 비틀어 뻗기 때문에 자율신경이 정비되어 홀몬의 분비를 촉진시킴으로서 노화방지가 된다. 허리를 비트는 것으로 요통에 좋고 팔을 올려서 가슴을 펴는 것으로서 늑간 신경통에도 좋은 자세다.

① '엎드리는 편안한 자세' 를 하고 천천히 복식호흡을 한다.

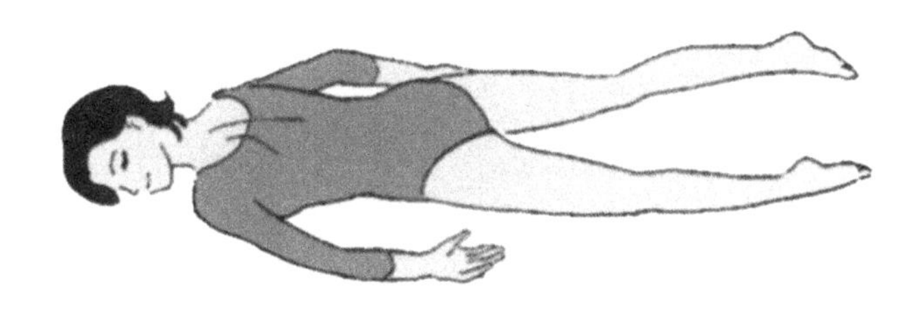

복식호흡

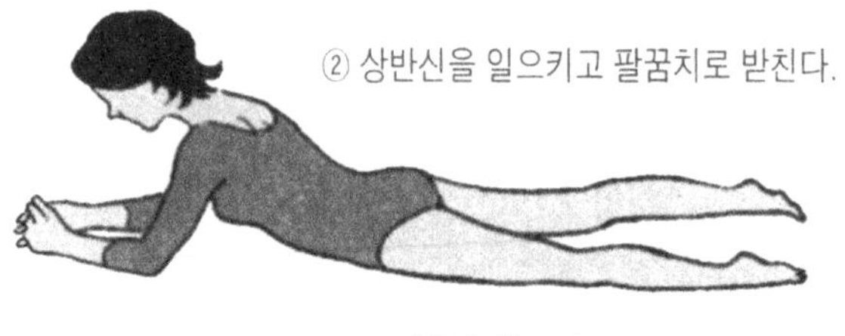

보통호흡

③ 오른 팔은 왼 겨드랑이 밑을 통하여 앞으로 뻗고 옆을 향해 눕는다.

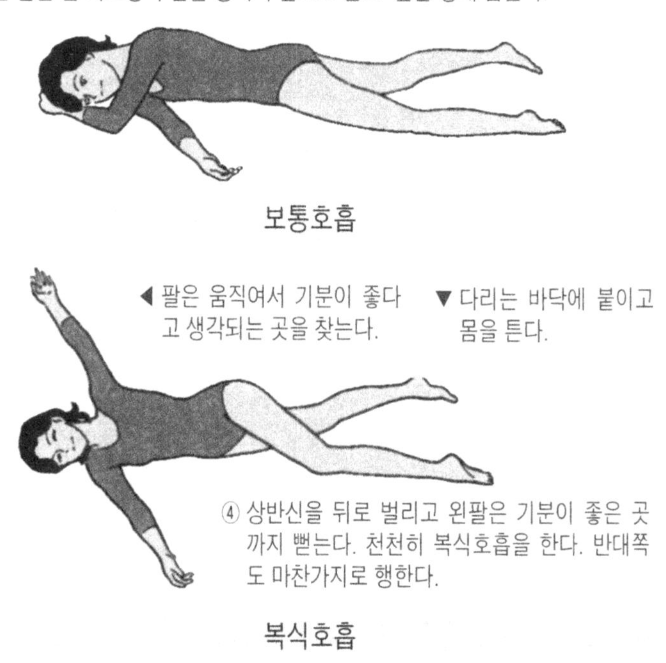

목이나 어깨 언저리의 긴장을 없애고 목에서 위로의 혈행을 좋게 하기 때문에 어깨 결림, 목 뻐근함에 좋고 어지럼증에도 효과가 있다.

등에 기분 좋은 자극을 주어서 등의 빼근함도 없애준다

48. 바퀴벌레 자세

다리의 나른함, 부종, 다리의 피로, 장단지의 경련,
정맥류, 저혈압증, 냉증, 고혈압증

반듯이 누워 위로 올린 팔, 다리를 흔드는 간단한 동작이지만 발끝에서 허리, 손끝에서 팔뿌리에 자극이 가해져서 피로가 풀린다.

특히 다리가 피로하다고 생각되는 때나 다리가 나른할 때, 다리가 부었을 때 등에 권하고 싶은 자세다.

장단지의 경련은 지독하게 다리에 쥐가 나서 아프고 기분 나쁜 일이

반듯이 누워서 양팔, 양다리를 위로 올리고 전신으로부터 힘을 빼고 기분 좋을 만큼 흔든다. 마치 바퀴벌레가 자빠졌을 때의 이미지로.

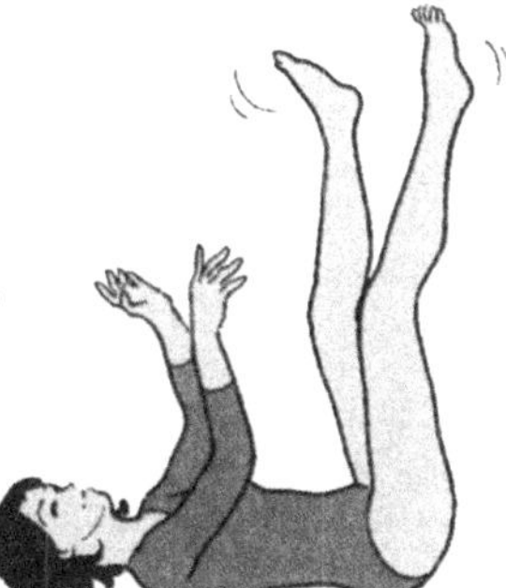

◀ 발끝을 기분 좋게 흔든다.

◀ 발은 위로 올린다.

보통호흡

지만 숨을 토하면서 '바퀴벌레의 자세'를 하면 통증이 빨리 갈아 앉는다. 장단지의 경련은 차갑거나 지쳤을 때 일어나기 쉽기 때문에 '바퀴벌레의 자세'를 하면 예방이 된다.

손 발끝의 혈행이 좋아져서 저혈압증, 고혈압증에 효과가 있다.

49. 응석받이 자세

치질, 고혈압증, 저혈압증, 비뇨기, 생식기의 혈액의 흐름을 좋게 하기 때문에 방광염, 요실금을 개선한다.

응석받이 아이처럼 다리를 타닥타닥 하면서 엉덩이를 차는 것뿐인 누구나가 할 수 있는 자세 이지만 엉덩이 언저리에 자극을 주어 혈행을 좋게 하기 때문에 치질에 좋고 또 비뇨기 언저리의 혈행도 좋게 되므로 방광염에도 좋다.

요실금 때에는 무릎을 세우고 허리를 띄우고 숨을 토하여 항문을 조이면 더욱 더 효과가 있다.

피로를 느꼈을 때에 이 자세를 하여 하반신에 혈액이 도달하게 하면

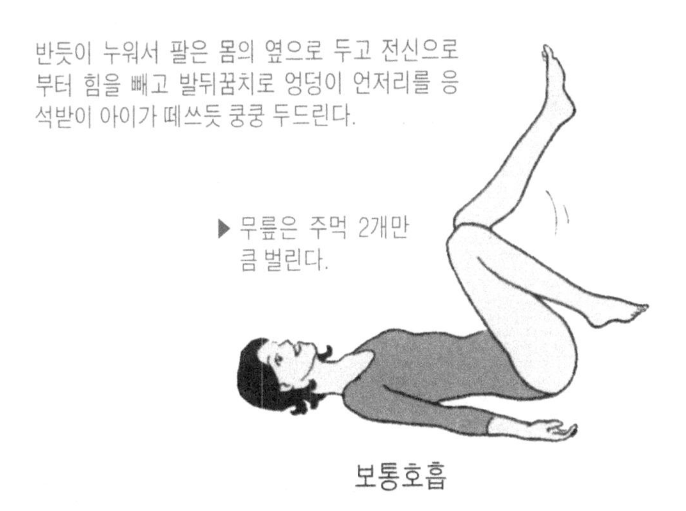

보통호흡

피로가 풀린다.

어린아이와 함께 할 수 있는 즐거운 자세이다.

50. 해마 자세

요통, 좌골신경통, 신장병, 부인과 질환, 유방암의 예방

다리를 꼬아 쓸어뜨리고 측면에 자극을 주므로 다리의 노화를 방지한다. 그리고 허리를 충분히 비틀어 허리의 혈행을 촉진하기 때문에 요통에 효과가 있어 신장이나 부인과 질환의 고민을 없에 준다.

좌골신경은 허리에서 둔부, 게다가 대퇴부에서 발을 향하여 달리고 있는 몸속에서 가장 굵고 긴 신경이다.

좌골신경통의 통증은 참기 어려운 것이지만 이 '해마의 자세'로 허리로부터 비틀듯이 하여 둔부를 울리게 하면 통증이 완화된다.

겨드랑이 밑으로부터 가슴으로 자극을 가하기 때문에 유방암의 예방이 된다.

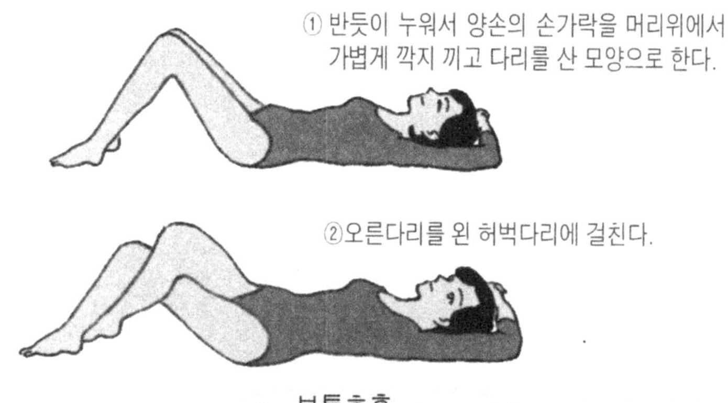

① 반듯이 누워서 양손의 손가락을 머리위에서 가볍게 깍지 끼고 다리를 산 모양으로 한다.

②오른다리를 왼 허벅다리에 걸친다.

보통호흡

③ 왼쪽으로 쓰러뜨리고 4호흡 한다. 발끝만은 떼어서 우로 쓰러뜨리고 4호흡한다. 다리를 바꾸어 꼬고 마찬가지로 행한다.

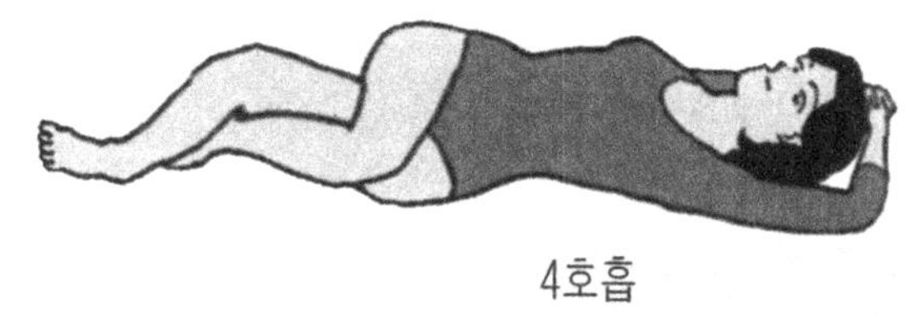

4호흡

51. 다리 조종하는 자세

등, 배, 다리를 자극하여 군살을 뺀다. 무릎통증,
좌골신경통 등 다리의 고장에 효과가 있다.

다리의 뒤쪽, 안쪽, 바깥쪽을 뻗기 때문에 다리 아픈데 효과가 있다.

특히 무릎이 아플 때는 벽에 발을 붙이면 통증이 없어져 편하게 된다.

또 다리를 조종하는 것으로 허리로부터 엉덩이까지도 자극이 가해져 혈행이 촉진되기 때문에 좌골신경통에도 좋고 근육이 강화되어 군살도 빠진다.

동시에 배나 등에도 자극이 가해짐으로 위장 등 내장을 정비한다든지 등뼈의 속을 지나고 있는 자율신경을 정비하여 전신의 상태를 좋게 하여 정신적 초조감 등도 잘 없애 준다.

52. 엎드려서 마사지

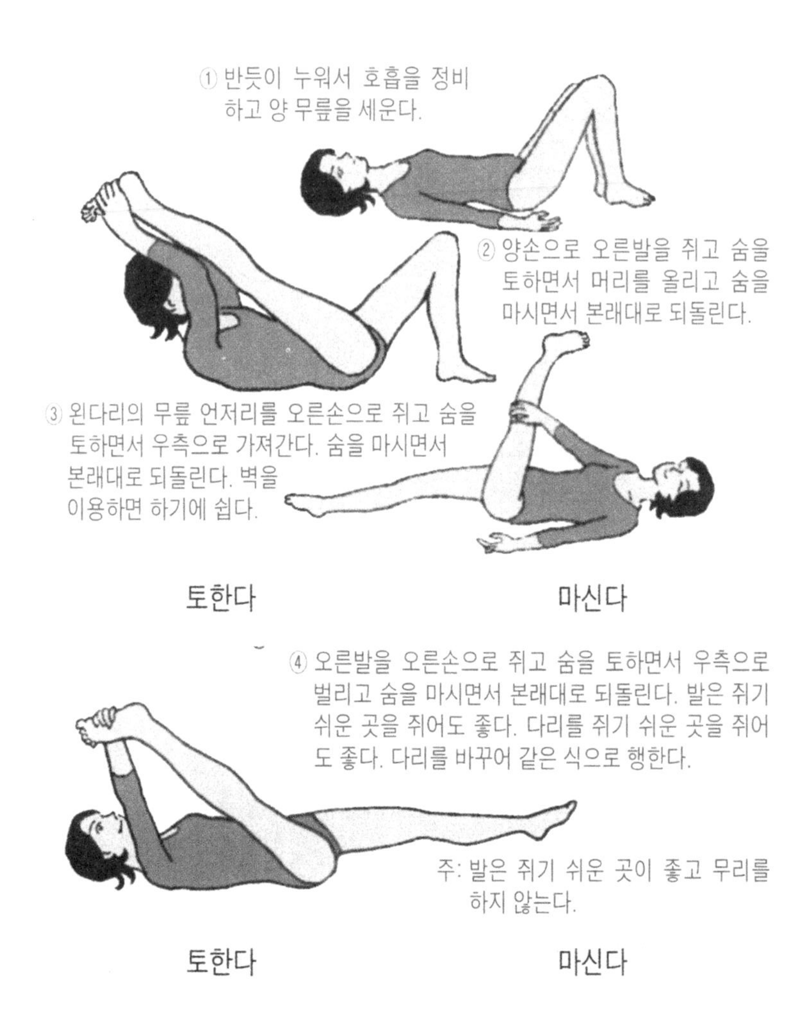

만성설사, 변비, 식욕부진, 위장장해, 치질,

귀울림, 눈의 피로, 천식

위와 장과 방광의 경혈을 자극하여 양질의 혈액을 보내주기 때문에 위장의 상태를 정비한다. 그리고 방광염에도 효과가 있다.

배의 마사지에는 가로의 마사지와 발끝을 세우고 세로로 마사지하는 두 방법이 있는데 만성설사 때에는 가로의 마사지를, 변비일 때에는 세로의 마사지를, 치질에도 효과가 있다.

배의 마사지(가로)

엎드려 누워 전신에서 힘을 빼고 좌우의 손을 겹쳐서 턱을 얹는다.
배꼽을 바닥에 눌러 부치듯이 가로로 50~100회 맛사지 한다.

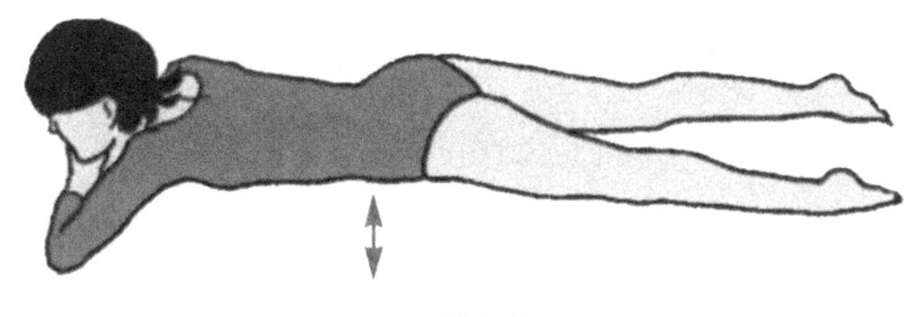

보통호흡

세로마사지를 하면서 눈이나 귀의 마사지를 하면 눈의 피로, 귀울림에 효과가 있다.

배의 마사지(세로)

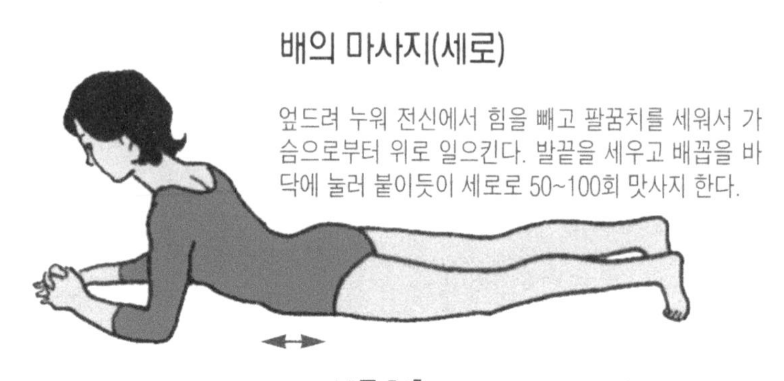

엎드려 누워 전신에서 힘을 빼고 팔꿈치를 세워서 가슴으로부터 위로 일으킨다. 발끝을 세우고 배꼽을 바닥에 눌러 붙이듯이 세로로 50~100회 맛사지 한다.

보통호흡

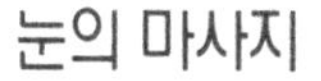

눈의 마사지

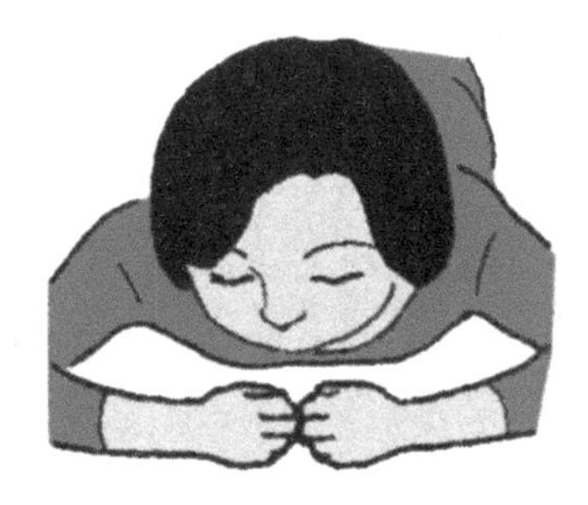

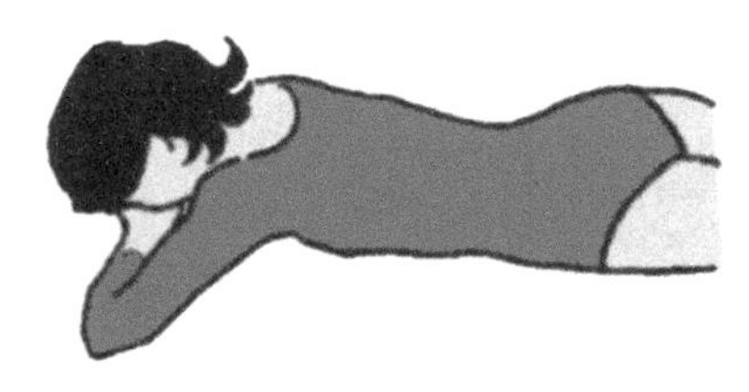

엎드려 누워 다리를 벌려서 쥔 주먹을 맛대고 그 위에 눈 주위의 뼈부분을 얹고 발끝을 세우고 세로로 몸을 움직여 맛사지 한다.

보통호흡

가슴에 손을 대는 가슴의 마사지는 천식에, 잠이 오지 않을 때, 몸에 원기가 없을 때 등 여러 가지 효과가 있는 자세이다.

53. 금붕어 자세

자율신경실조증, 불면증, 감기. 피로, 어깨결림,

늑간신경통, 당뇨병

금붕어는 등을 좌우로 나긋나긋 움직이면서 헤엄친다. 그 금붕어가

귀의 마사지

엎드려 누워 다리를 요폭으로 벌리고 발가락 끝을 세운다. 왼귀를 바닥에 붙이고 양팔은 어깨 높이로 하고 오른팔은 팔꿈치로부터 힘을 빼고 얼굴 앞으로, 왼팔은 팔꿈치로부터 힘을 빼고 얼굴 앞으로 왼팔은 팔뒤꿈치로부터 손가락의 힘을 빼고 몸의 옆으로 내리고 상 하로 50회 맛사지 한다. 반대쪽도 마찬가지로 행한다.

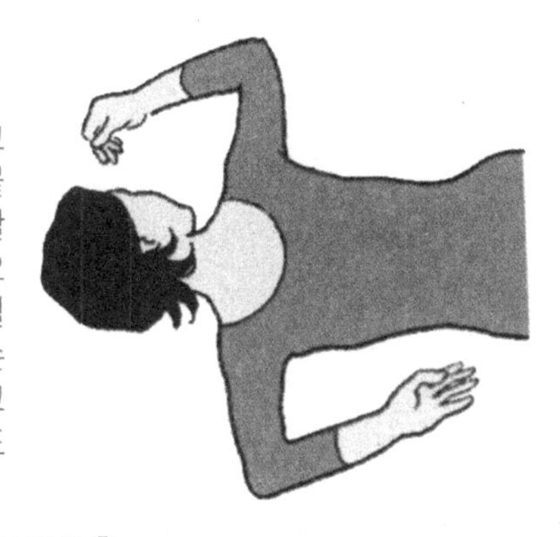

보통호흡

가슴의 마사지

엎드려 누워 양손을 가슴에 댄다. 얼굴은 좌로 향하고 발가락 끝을 세우고 종(세로)으로 10회 횡(가로)으로 10회 맛사지 한다.

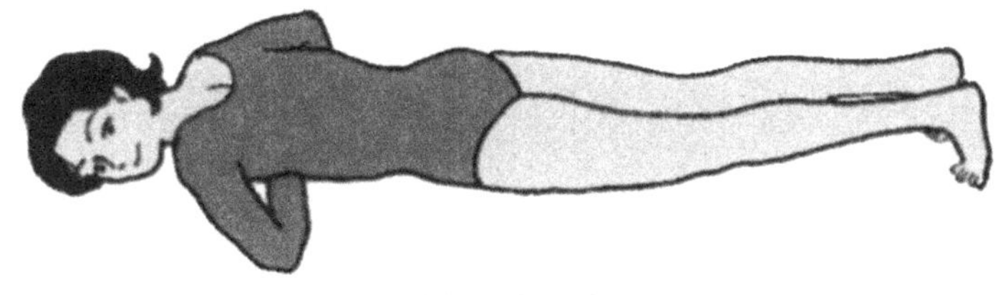

보통호흡

되었다고 생각하고 등뼈를 흔들어 본다. 등뼈, 견갑골, 등 전체, 그리고 허리까지 자극해 준다.

등이나 허리의 통증을 없애고 어깨결림도 없애 준다. 등뼈를 흔드는 것으로 자율신경도 정비되므로 자율신경 실조증에도 좋고 불면증이나

① 위를 바라보고 누운 편안한 자세로 전신으로부터 힘을 뺀다.

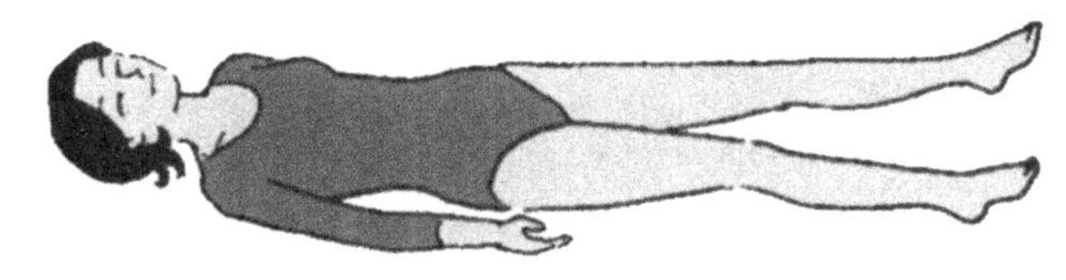

복식호흡

② 양손을 가볍게 가슴위에서 꼬고 가슴에서 배에 걸쳐서 좌우로 흔들어 등뼈가 흐물흐물하게 되도록 계속해서 흔든다.

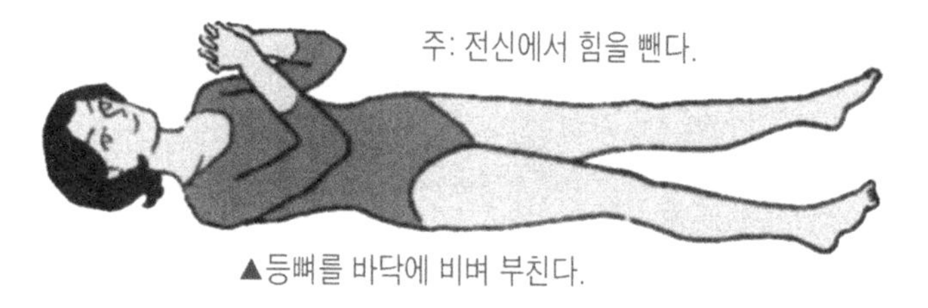

보통호흡

감기, 피로같은 것도 개선시킨다.

척추에서 늑골 언저리에도 양질의 혈액이 보내어지기 때문에 늑간신

경통에도 좋고, 또 췌장에도 혈액을 보내주기 때문에 당뇨병에도 효과가 있다.

54. 뻐꾸기 자세

자율신경 실조증, 당뇨병, 만성설사, 변비, 편도선염, 기관지염, 딱꾹질, 인후(목구멍)나 턱의 늘어짐을 없애준다.

인후로부터 흉부, 복부를 거침없이 뻗는 것이므로 인후의 혈행이 좋게 되어 기침, 편도염, 기관지염 등에 효과가 있다. 횡경막에도 자극을 주므로 딱국질에도 좋다. 인후나 턱의 늘어짐도 없애 준다.

등뼈를 한마디씩 일으키듯이 하여 자극을 주므로 자율신경을 정비하여 자율신경실조증을 개선한다. 제끼는 것으로 췌장과 신장의 활동을 좋게하기 때문에 인슈린의 활동을 좋게 하여 당뇨병, 갑상선의 기능항진에 효과가있다. 복부의 자극으로 설사나 변비에도 좋다.

55. 코브라 자세

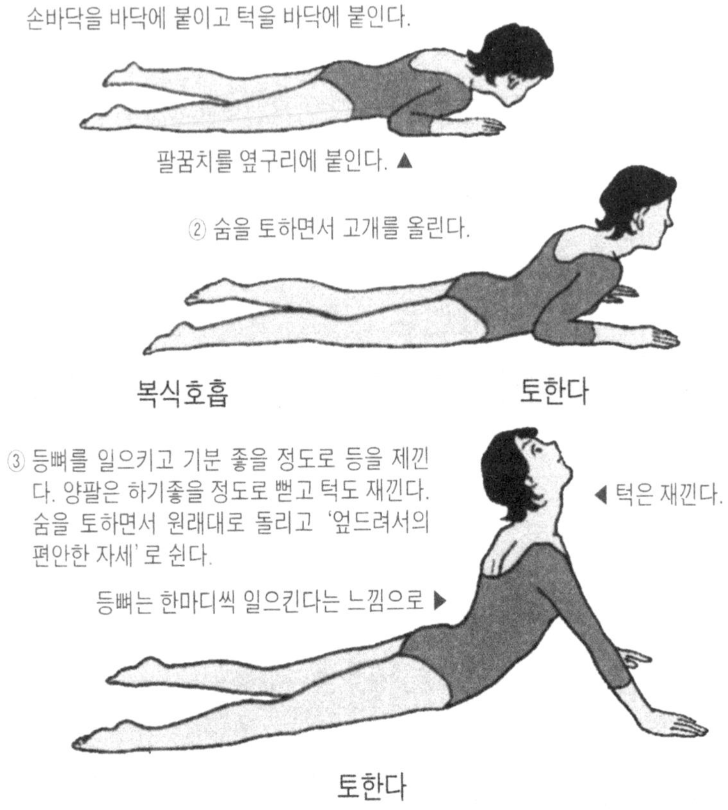

신장병, 당뇨병, 자율신경실조증, 전립선 비대의 예방,

인후의 주름, 턱의 늘어짐

등뼈를 제끼고 등뼈와 등줄기에 자극을 주어 인후에서 흉부, 복부를 넓히는 이 포즈는 마치 코부라가 고개를 쳐드는 것 같은 모양을 닮고 있기 때문에 이 이름이 붙여져 있다.

등 자극으로 자율신경이 정비되어 췌장이나 신장도 자극되어 인슐린

▼ 팔꿈치는 옆구리에 붙이고 등의 높이로

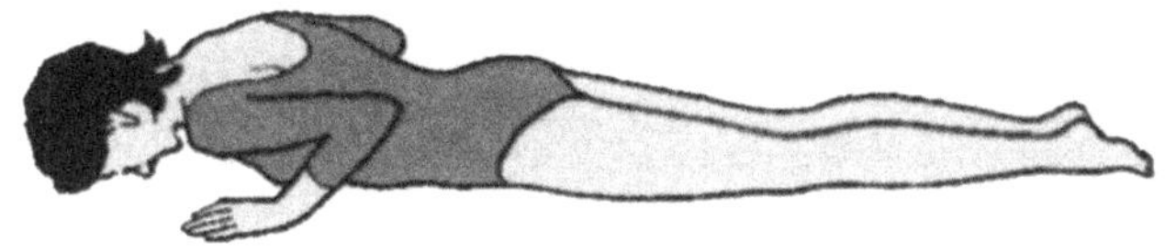

① '엎드려서의 안락한 포즈'를 하고 호흡을 정비했으면 팔꿈치를 구부려 양손바닥을 어깨의 옆 바닥에 붙인다. 양다리는 가지런히 하고 발뒤꿈치를 붙인다. 턱을 당기고 이마를 바닥에 붙이고 숨을 토한다.

복식호흡 **토한다**

의 분비를 촉진함으로 당뇨병에 좋고 배 언저리도 자극하여 내장을 강화하기 때문에 설사나 변비에 좋다.

남성에게 있어서는 전립선 비대를 예방해 준다.

인후를 제껴서 피부를 펴기 때문에 인후의 주름, 늘어짐을 없애 준다.

56. 활 자세 · 요람의 자세

② 숨을 마시면서 천천히 고개를 들어 등뼈를 1마디 씩 일으켜 가며 1마디 마다에 숨을 마신다. 어깨의 힘은 빼고 팔은 <모양으로 인후는 뻗어 얼굴을 올리고 눈은 크게 뜬다. 그대로 5~10초 정지한다. 천천히 숨을 토하면서 엎드린 자세로 되돌아가 전신의 힘을 뺀다.
위의 언저리를 부풀린다. ▶
▲ 배꼽을 바닥에 반쯤 붙인다.

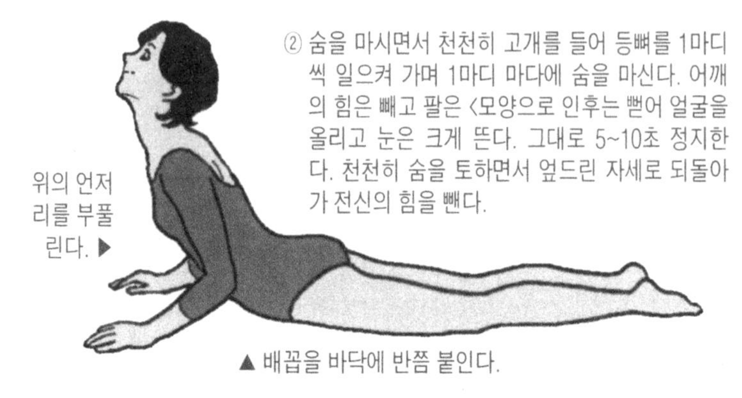

1마디 1마디 마다 숨을 마신다

생리불순, 당뇨병, 자궁근종, 난소낭종, 냉증

발을 쥐고 제끼는 일은 일상생활 속에서는 전혀 없는 자세이기 때문에 자세의 뒤틀림을 교정한다.

활처럼 배골을 제끼므로 자율신경을 조정하여 다시금 강화하고 내장의 활동을 좋게 한다.

① 엎드려서 호흡을 정비한다. 무릎을 구부려서 발목에 손을 걸어 숨을 조용히 토한다.

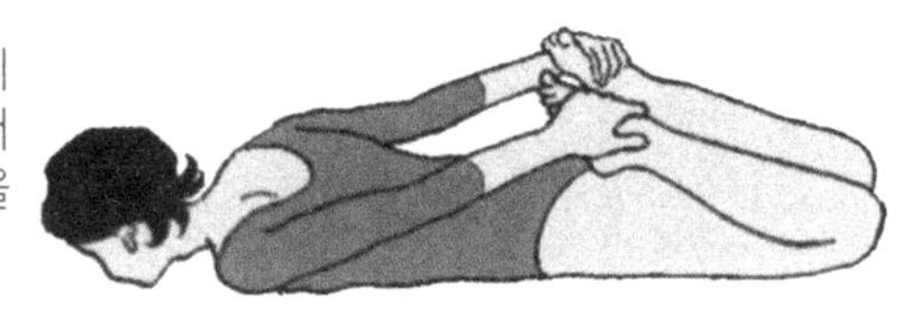

복식호흡　　조용히 토한다

요람의 포즈

'화의 포즈'를 한 채 몸을 전후로 10회 흔든다.

② 숨을 마시면서 팔을 활의 현(시위)처럼 뻗고, 등줄기를 제낀다. 2~3회 행한다. 조용히 ①로 되돌리고 손을 떼고 '엎드린 편안한 자세'로 쉰다.

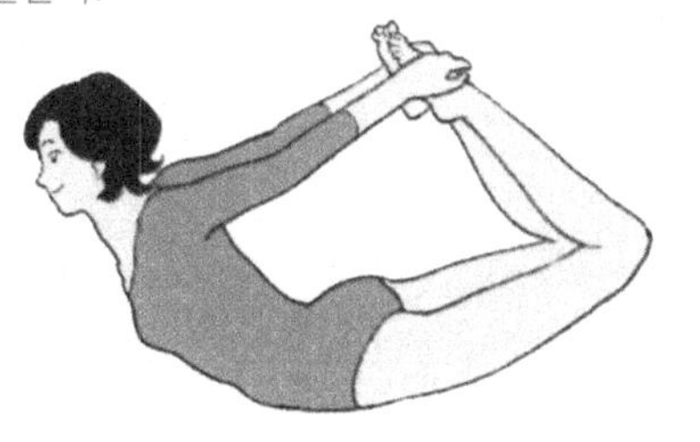

깊이 마신다　　　멈춘다

췌장 언저리를 자극하여 인슐린의 분비를 촉진시킴으로 당뇨병에 효과가 있다.

부신을 자극하여 부신피질홀몬의 분비를 좋게하여 생리불순이나 냉증 등 여성을 괴롭히는 증상을 개선한다.

복부의 지방과 둔부의 지방을 제거해 주는 미용 효과도 기대 할 수 있다.

갑상선을 자극하기 때문에 갑상선 항진증인 사람에게는 맞지 않는다.

57. 메뚜기 자세

생리불순, 자궁근종, 난소낭종의 예방, 심장의 강화,
자율신경실조증, 넓적다리를 조여 맨다, 히프 업

상반신은 바닥에 붙이고 하반신만을 메뚜기처럼 다리를 튀겨서 위로

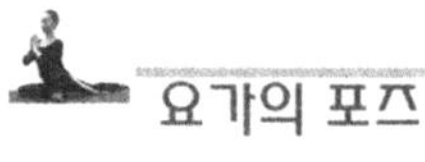

올리기 때문에 배, 허리, 대퇴(넓적다리)에서 무릎 등 다리 전체를 자극하여 혈행을 좋게 한다. 또 요추의 뒤틀림을 교정 한다.

골반내의 자기의 활동을 촉진 함으로 부인병의 예방에, 폐나 심장에 양질의 혈액을 공급하여 폐나 심장을 강화 한다.

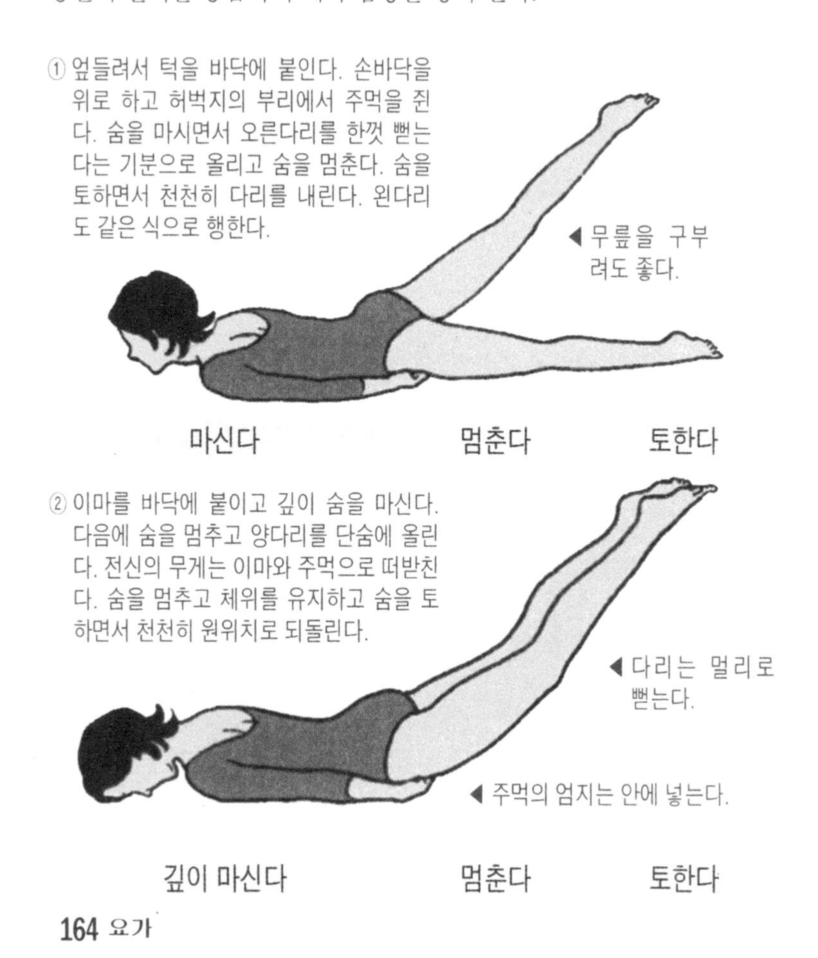

허벅지의 뿌리부위에 엄지를 속으로 넣고 쥔 주먹을 대면 다리를 올리기 쉽게 된다.

그러나 양다리를 단번에 올리는 것은 어렵기 때문에 한 다리씩 올리는 것부터 시작하여 무리하지 말고 조금씩 하도록 한다.

58. 날치 자세

자율신경실조증, 호흡기, 내장, 하반신의 강화,
어깨결림 등의 군살빼기

등에서 양손을 마주잡고 얼굴과 양다리를 올려서 날치처럼 뻗는다.

등에 양손을 짝짓는 것으로 견갑골이 쭉 등뼈 위에서 근접되기 때문에 보다 등뼈에 자극이 가하여 등뼈의 속을 통과하고 있는 자율신경이 강화된다. 그래서 자율신경실조증에 효과가 있다. 또 견갑골의 자극을 어깨 결림을 가볍게 한다.

위로부터 복부도 자극하기 때문에 내장을 강화, 허리에서 다리전체로 자극으로 하반신이 강화 된다.

① '엎드린 편안한 자세'에서 호흡을 정비하고 턱을 바닥에 붙이고, 등에서 양손을 깍지 낀다.

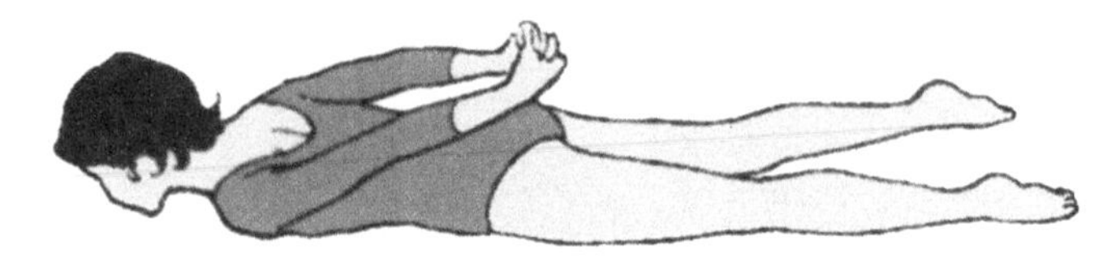

복식호흡

①로 되돌아가 전신에서 힘을 빼고 '엎드린 편안한 자세'로 쉰다.

② 숨을 마시면서 얼굴, 팔, 다리를 돌리고 토하며 길게 4호흡 한다.

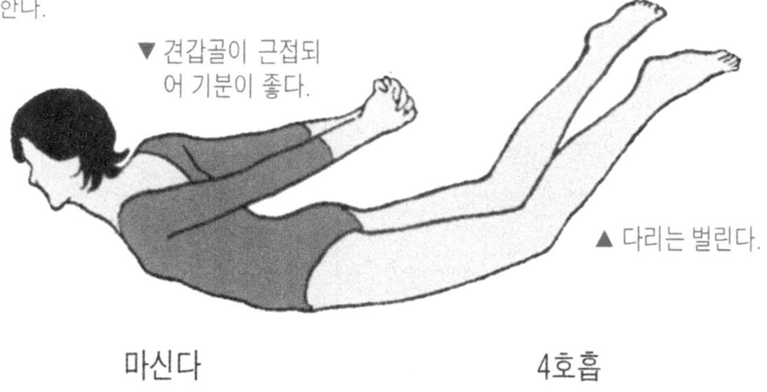

마신다　　　　4호흡

처음에는 올라가지 않지만 1㎜씩 한다는 마음으로 계속한다.

59, 일어서기, 달마대사 일어서기

두가지 모두 누워서 하는 자세다.

'부드럽게 일어나기' 는 엉덩이 밑에 넣은 손을 지레로 하여 일어나기 때문에 등이나 허리가 아파도 편하게 일어날 수 있다.

병으로 누워있는 사람이라도 타인의 손을 빌리지 않고 일어날 수가 있기 때문에 자신을 가지기 위해서도 해준다.

부드럽게 일어나기

손바닥을 밑으로 하고 엉덩이 밑으로 넣는다. 이 손을 지레로 하고 상체를 올리면 일어나 진다.

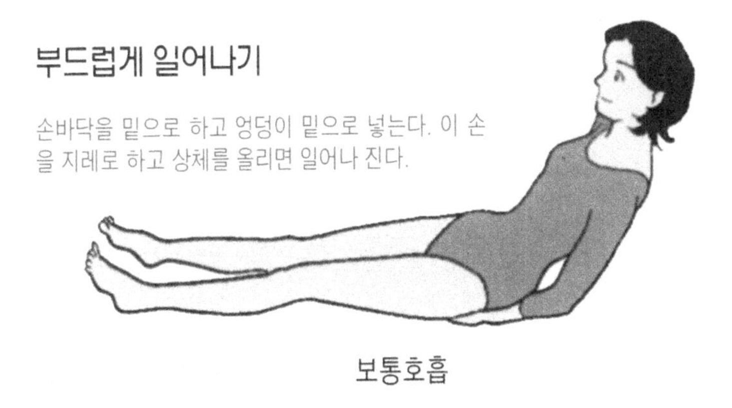

보통호흡

'달마대사의 일어나기' 는 달마 대사처럼 때굴때굴하며 일어나기 때문에 허리나 등뼈를 유연하게 하는 효과도 있다. 뚱뚱한 사람이라도 이것이라면 편하게 일어날 수 있다.

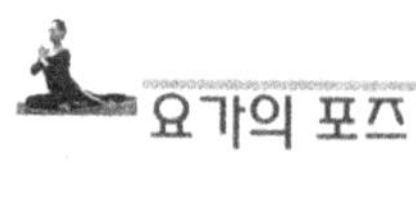

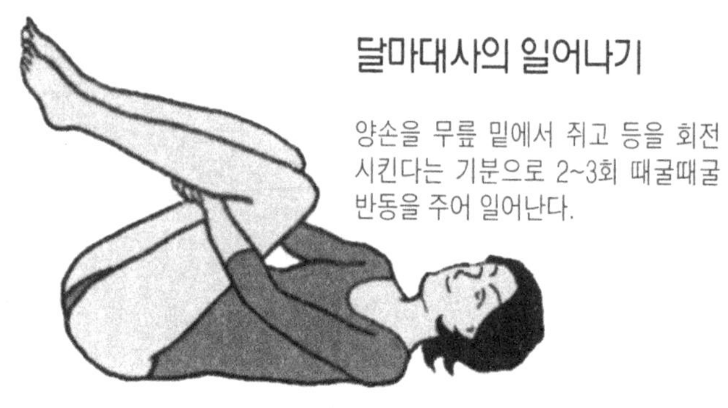

달마대사의 일어나기

양손을 무릎 밑에서 쥐고 등을 회전시킨다는 기분으로 2~3회 때굴때굴 반동을 주어 일어난다.

보통호흡

서서 하는 자세

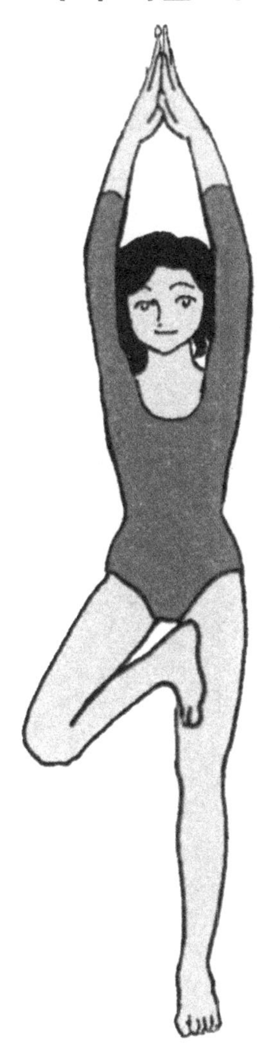

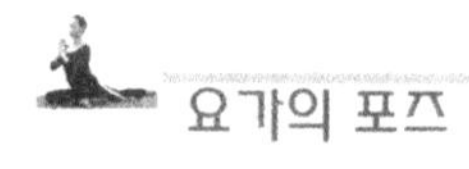

60. 발가락과 발목의 운동

무좀, 티눈, 냉증, 발가락의 통증, 발목의 통증, 통풍, 각선미를 만든다.

① 다리를 허리넓이로 벌리고 서서 양손을 허리에 댄다.

② 오른 발뒤꿈치를 올려 발가락의 뿌리를 바닥에 붙이고 숨을 토한다. 마시면서 원위치로 돌아간다. 왼발도 마찬가지로 한다.

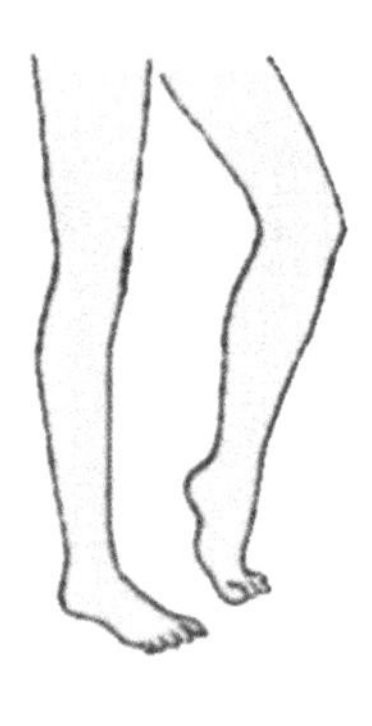

③ 오른 발뒤꿈치를 올리고 발톱쪽을 바닥에 붙이고 발등을 뻗고 숨을 토한다. 마시면서 원위치로 돌아간다. 왼발도 마찬가지로 한다.

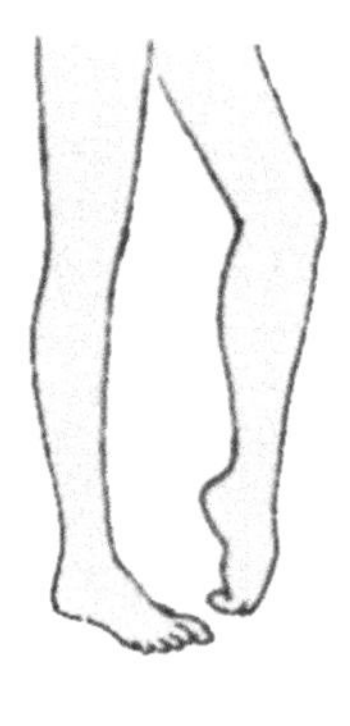

동작을 행할 때 마시고 정지했을 때 토한다

발의 발톱 끝, 측면, 안쪽, 게다가 발목과 발을 여러 가지 각도로 자극하여 혈류를 좋게 하기 때문에 무좀, 티눈, 발목의 통증 등 발의 여러 가지 증상에 효과가 있다.

발을 여좌(삠)하는 것은 아픈 곳이므로 평소 발목의 운동을 해서 근육을 튼튼하게 만들어 둔다.

발에는 여러 가지 경혈이 집합되어 있어 발을 강화하는 것은 내장을 강화하는 것에 연결된다.

발에의 혈행이 좋게 되면 대사가 향상되기 때문에 냉증등이 개선된다.

미용면에서는 근육을 당겨서 조여주어 아름다운 각선미를 만들어 준다.

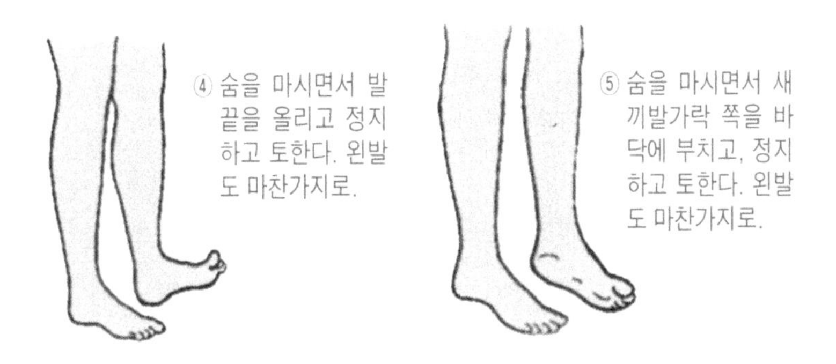

동작을 행할 때 마시고 정지했을 때 토한다

⑥ 양발의 엄지 발가락을 바닥에 붙인채 나머지 발가락을 올리고 숨을 토한다.

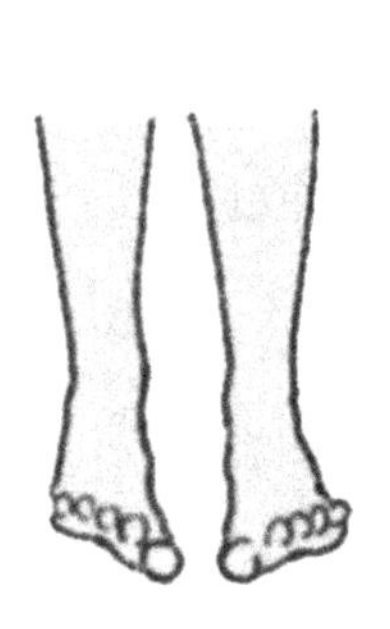

⑦ 양발의 발뒤꿈치를 맞추고 발끝을 바깥쪽으로 향하여 벌리고 숨을 토한다.

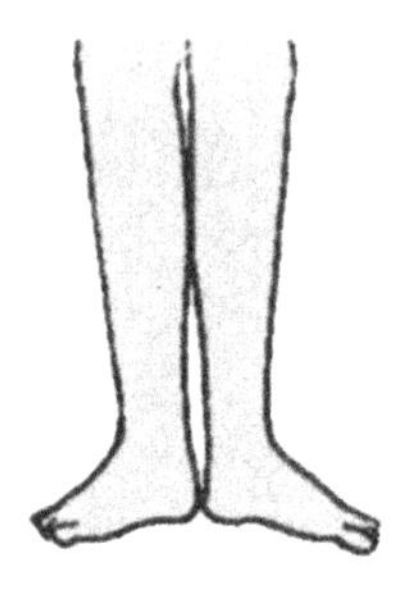

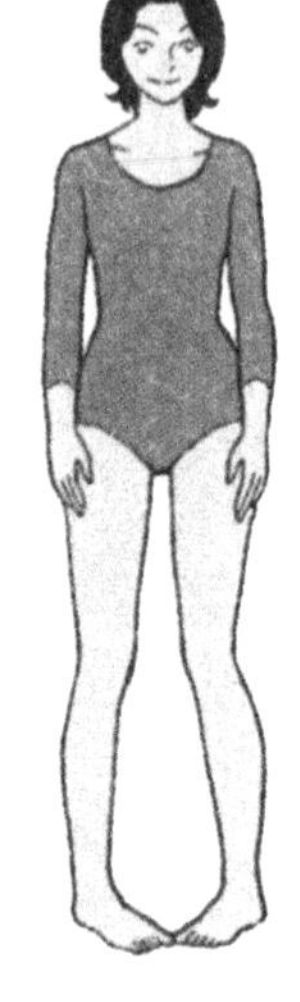

⑧ 양발의 엄지 발가락을 마주 붙이고 발뒤꿈치를 벌리고 숨을 토한다.

동작을 행할 때 마시고 정지했을 때 토한다

61. 명기 만들기 자세

불임증, 요실금 예방, 질의 신축성을 강화, 하반신의 혈행을 촉진시켜 기능을 젊음으로 되돌린다. 허리의 통증을 없앤다.

질의 괄약근을 단련한 것으로 해서 '명기 만들기의 자세'로 불리고

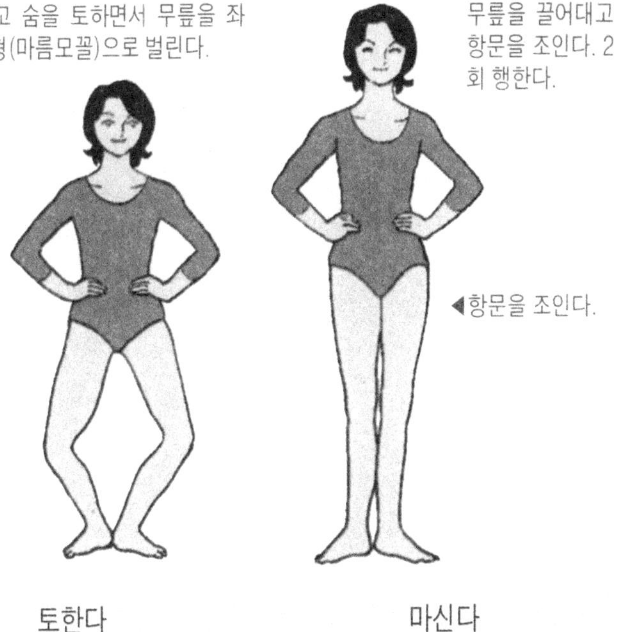

있다. 질의 괄약근이 조여짐으로 의식적으로 항문을 조여 준다. 또 질의 신축성도 강화 되므로 성감을 높여 준다.

하반신으로의 혈행이 좋아지기 때문에 갱년기를 맞이한 여성에게 일어나는 불쾌한 증상을 없애준다.

요실금의 예방도 된다. 허리를 편다든지 느긋하게 하기 때문에 허리의 통증도 해소해 준다.

발목, 무릎, 고관절을 움직이는 것으로 발의 혈행을 좋게하기 때문에 무릎의 통증등 다리 통증에도 효과가 있다.

62. 야자나무 자세

자율신경실조증, 무좀, 티눈, 냉증, 무릎의 통증,
히프라인을 아름답게, 각선미를 가꾼다.

야자수처럼 팔을 힘껏 위로 뻗고 다리는 발톱 끝 서기로 뻗는다. 발목은 되도록 수직으로 무릎은 뻗고 배는 아래로 편다.

등을 충분히 펴기 때문에 자율신경을 정비 해줌으로서 자율신경실조증에 효과가 있다.

허리에서 무릎, 발끝까지 뻗어 혈액의 흐름을 좋게 함으로 무좀, 티눈, 무릎의 통증 등 발통증에 좋다.

전신을 펴는 것으로 몸속의 혈행을 촉진하여 냉증을 개선한다. 미용면에서는 히프라인을 하름답게 하고 각선미를 만들어 낸다.

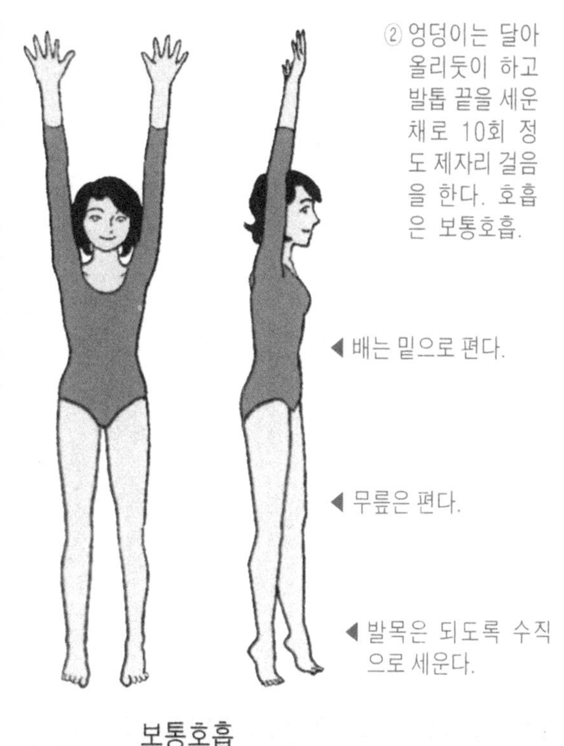

보통호흡

63. 입목(서있는 나무) 자세

냉증, 밸런스(균형) 감각을 정비하고 동맥경화를 막고, 집중력을 키운다. 또한 각선미를 만들어 준다.

양손과 등의 근육, 다리를 곧바르게 펴고 한쪽 발을 다른쪽의 다리의 허벅지에 붙이고 균형을 취하는 자세다. 균형 감각과 뇌의 활동은 일치하고 있기 때문에 양쪽의 기능을 높이는 것으로 동맥경화를 막고 집중력을 높여 준다.

발의 경혈을 자극하여 혈행을 촉진하므로 무좀이나 관절염 등 발의

①
②
③
◀시점(보려는 지점)을 정한다.
▶배근은 뻗는다.(편다)
◀배를 아래쪽으로 편다.
보통호흡

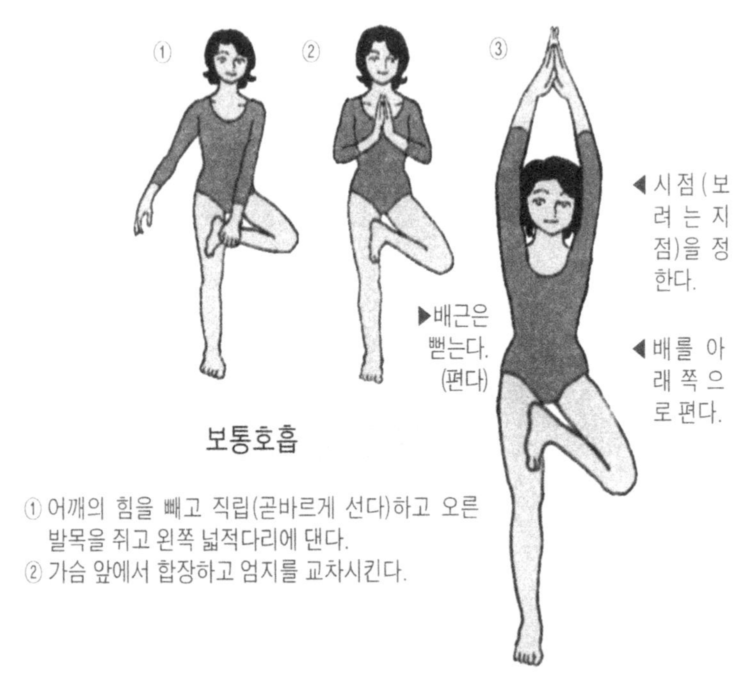

① 어깨의 힘을 빼고 직립(곧바르게 선다)하고 오른 발목을 쥐고 왼쪽 넓적다리에 댄다.
② 가슴 앞에서 합장하고 엄지를 교차시킨다.

③ 숨을 마시면서 합장한 손을 머리위로 올리고 높이 시점을 1점에 모은다. 밸런스가 유지되는 만큼 체위를 유지하고 깊고, 긴 호흡을 한다. 숨을 토하면서 직립자세로 되돌아 간다. 다리를 바꾸어서 마찬가지로 행한다.

마신다　　　　깊고 긴 호흡

불쾌한 증상을 해소 한다. 또 혈행이 좋아지는 것으로 해서 냉증에도 효과가 있다. 미용면에서도 각선미를 만든다.

균형을 잘 유지하기 위해서는 배를 아래로 펴서 자세를 좋게 하는 것과 시점을 결정하는 일이다.

64. 독수리 자세

어깨결림, 관절염, 갱년기장해, 고혈압증,
생리이상, 소화기계의 질환

팔, 다리, 상체를 복잡하게 얽혀 있기 때문에 팔과 다리를 단련 할 뿐만

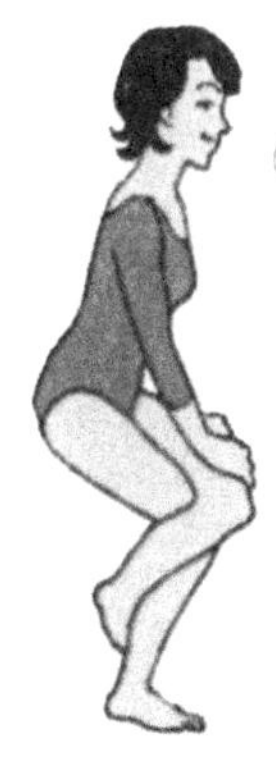

① 양발을 가지런히 하고 서서 무릎을 구부리고 오른다리를 왼허벅지에 교차시키고 오른 발등을 장단지에 건다.

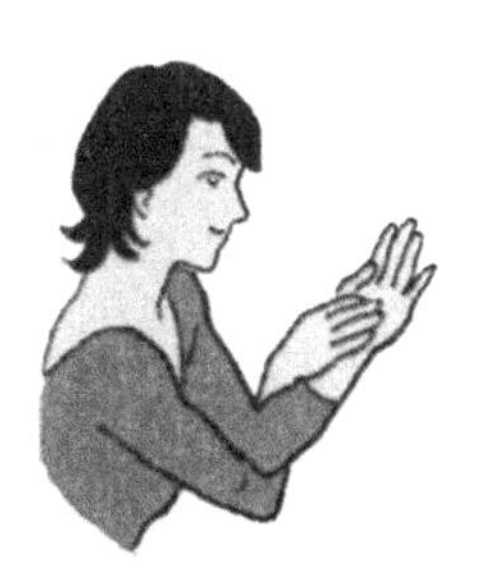

② 양손을 위로 하고 양팔꿈치를 겹쳐 어긋나게 합장을 한다.

보통호흡

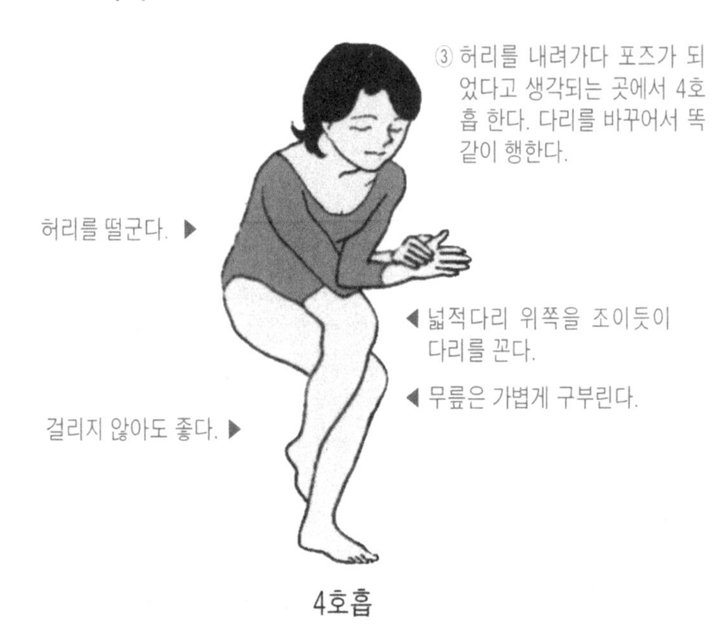

4호흡

아니라 어깨 언저리로부터 내장도 정비하여 전신 상태를 좋게 하는 자세다.

팔을 얽히게 하는 것으로 어깨를 잘 울려서 어깨결림을 없애주므로 일하는 사이사이에 '팔만의 독수리의 자세'를 취하면 좋다.

하반신의 혈행이 좋아지기 때문에 관절염을 비롯하여 다리의 피로, 통증을 없애준다. 다리 경혈의 자극으로 생리이상, 갱년기장해 등도 해소해 준다. 위나 장에의 혈행도 좋게 되기 때문에 소화기계의 질환에 효과가 있다.

65. 고리(링) 자세

뇌경색의 예방, 다리 허리를 시원하게,

좌골신경통

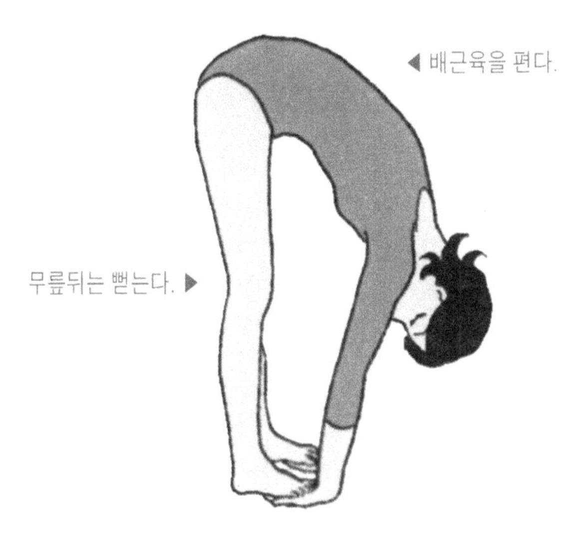

다리를 어깨 넓이로 벌리고 서서 허리를 편다. 상체를 앞으로 천천히 높이고, 양손을 발밑으로 찔러 넣고 몸을 링처럼 하고 4호흡한다.

4호흡

허리를 깊이 구부리고 발밑으로 손바닥을 찔러 넣기만 하는 간단한 자세지만 등으로부터 다리가 충분히 뻗어 다리, 허리가 시원해진다.

머리를 숙이고 뇌의 혈행을 촉진시켜 뇌경색 예방.

또 갑자기 운동을 하거나 하면 다치는 일이 있으므로 평소부터 뻗는 다든지 느슨하게 한다든지 해서 강화하도록.

허리, 둔부, 대퇴부를 상쾌하게 뻗기 때문에 좌골신경통의 통증을 제거하는데 효과가 있다.

또 좌골신경통은 차게하고 무리한 자세로 인해서 생기기 쉬우므로 주의해야 한다.

66. 장미(장대한 아름다움) 자세

아름답게 균형 잡힌 몸매를 만든다. 정신안정,
내장의 강화, 다리의 불편

손과 발로 균형을 취하므로 전신의 조화를 꾀할 수가 있어 아름다운 균형 잡힌 몸매를 만든다. 또 균형을 취하게 됨으로 정신 안정을 이룰 수 있다.

균형을 잡으면서 상체를 앞으로 구부리는 것으로 내장에 좋은 자극이 가해져 혈액의 흐름을 좋게 하므로 위장 등 내장의 활동이 활발해 진다.

① 똑바로 서서 오른손으로 오른발을 쥐고 왼손은 올린다.
② 상체를 조용히 앞으로 기울이고 발을 올려 팔은 바닥과 평행으로 하고 4호흡 한다. 다리를 바꾸어서 같은 식으로 행한다.
▲ 팔은 바닥과 평행으로 한다.
▲ 다리는 기분 좋게 올린다.
무릎은 뻗는다. ▶
주: 시점을 정하고 1점을 지켜보면 안정되어 흔들리지 않는다.

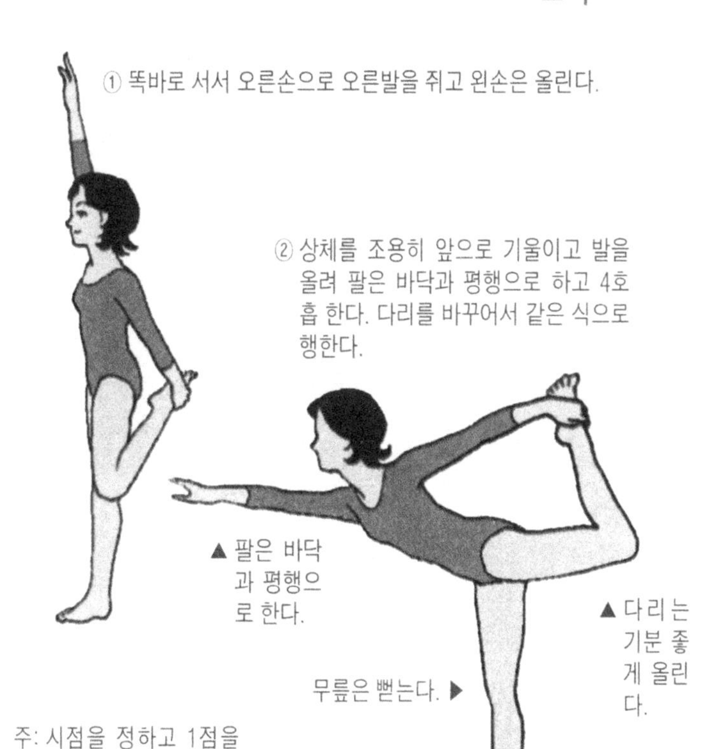

4호흡

발을 쥐는 것으로 대퇴부에 발끝으로의 혈행도 촉진되어 다리와 발의 아픔을 예방이 된다.

'장미의 자세'가 되지않을 때는 뻗은 손을 벽에 대서 지레로 삼는다.

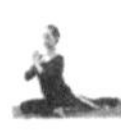

67. 보리수 자세

자율신경을 정비한다. 내장의 강화, 어깨결림, 목 뻐근함,

유방암의 예방, 가슴을 풍만하게 한다.

허리를 중심으로 우와 좌로 상반신을 비틀기 때문에 등뼈에 기분 좋

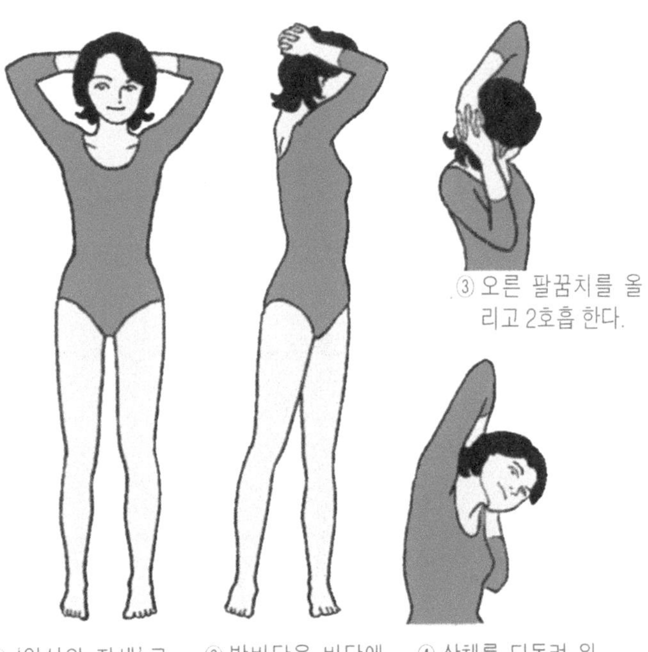

③ 오른 팔꿈치를 올리고 2호흡 한다.

① '입선의 자세'로 서서 손가락을 머리의 뒤에서 꼬고 팔꿈치를 뻗는다.

② 발바닥을 바닥에 붙이고 상체를 우로 비튼다.

④ 상체를 되돌려 왼 팔꿈치를 올리고 2호흡 한다. 반대쪽도 똑같이 한다.

2호흡

은 자극을 주어 자율신경을 정비하여 정신도 안정시키고 전신의 상태를 좋게 한다.

허리를 비트는 것으로 내장에 자극을 주어 혈행을 좋게 하기 때문에 내장이 강화 된다.

팔꿈치를 올려 겨드랑이 밑을 기분 좋게 뻗는 것으로 인해 목으로부터 가슴 언저리에 양질의 혈액이 보내짐으로 목 뻐근함이나 어깨 결림을 없앤다. 유방암의 예방에도 좋다.

미용면에서는 풍부한 바스트를 만들어 웨스트, 히프의 군살을 없애는 효과도 있다.

68. 병아리 자세

무릎, 다리, 허리의 강화, 부인과의 모든 증상, 치질

귀여운 병아리를 상상하면서 해본다.

무릎의 안쪽에 팔꿈치를 대고 다리를 쭉 벌리는 것으로 부인과의 경혈을 자극하기 때문에 생리불순이나 자궁의 질병에 잘 듣고 동시에 엉

덩이의 경혈도 자극하여 치질에 효과가 있다.

다리의 뿌리로부터 허벅지 안쪽, 발톱 끝과 발의 경혈을 샅샅이 자극하여 혈행을 좋게 한다. 무릎의 통증, 좌골신경통, 다리의 부종, 나른함

① 다리는 어깨넓이로 벌리고 발 앞에 손을 짚는다.
③ 무릎의 안쪽에 팔꿈치를 대고 합장하고 깊고 긴 호흡을 한다. 다리의 뿌리에서 안쪽허벅지 등을 기분 좋게 뻗고 원위치로 돌아간다.
▼ 팔꿈치는 무릎의 안쪽에 붙인다.
② 손의 바깥쪽에 발을 딛고 발톱을 약간 바깥쪽으로 향한다.
▲ 엉덩이는 바닥에 붙이지 않는다.

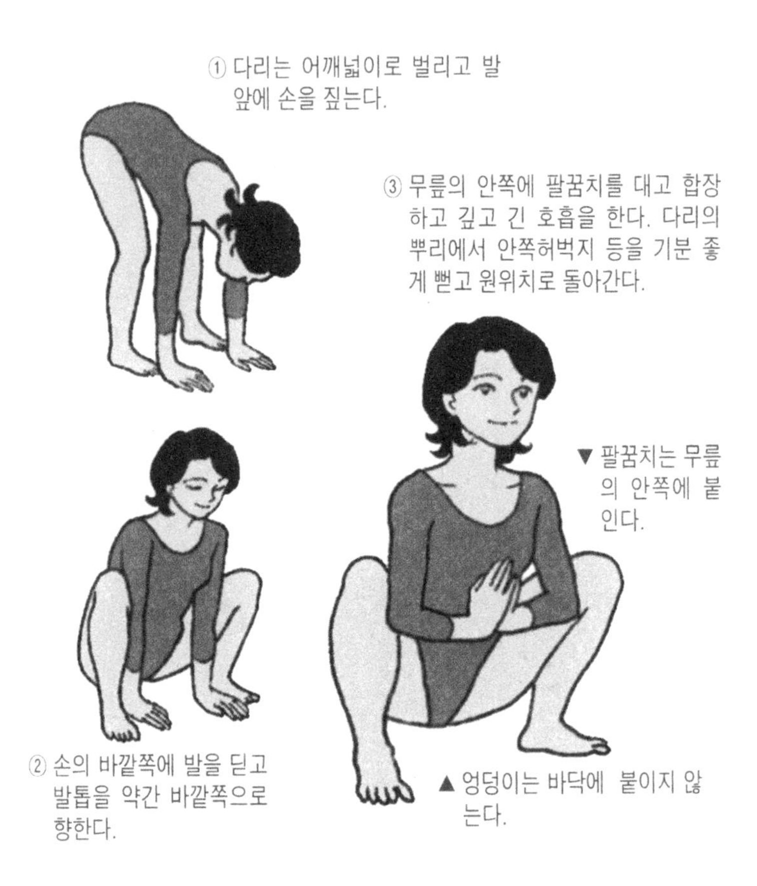

깊고 긴 호흡

등 다리의 아픔을 해소외 발에는 소화기계, 냉증, 고혈압증, 허리나 등의 통증 등에 효과적인 경혈이 많이 있기 때문에 전신상태를 좋아지게 한다.

69. 물구나무 서기

두통, 내장하수, 갱년기장해, 지나친 마름,
지나친 살찜, 고운 살결 만들기

체위가 거꾸로 되기 때문에 내장하수가 치유됨을 비롯하여 뇌의 신경조직이 강화되어 전신의 기능이 활발하게 활동하도록 되어 만병에 효과있는 자세로 알려져 있다.

두통, 갱년기장해, 눈의 피로, 시력저하, 저혈압증, 자율신경 실조증, 식욕부진, 변비, 생리불순, 불임증 등 모든 병에 효과가 있다. 미용면에서는 특히 지나친 야윔. 지나친 뚱뚱함을 개선하여 아름다운 살결을 만들어 준다.

이 자세는 고혈압증, 심장병, 갑상선 항진증, 수술로 경추나 척추가

① 무릎 꿇고 양손의 손가락을 깍지 끼고 벽에서 10㎝ 떨어진 곳에 손을 고정하고 양팔뒤꿈치는 어깨 폭에 두고 양 팔꿈치와 깍지 낀 손으로 정삼각형을 만든다.

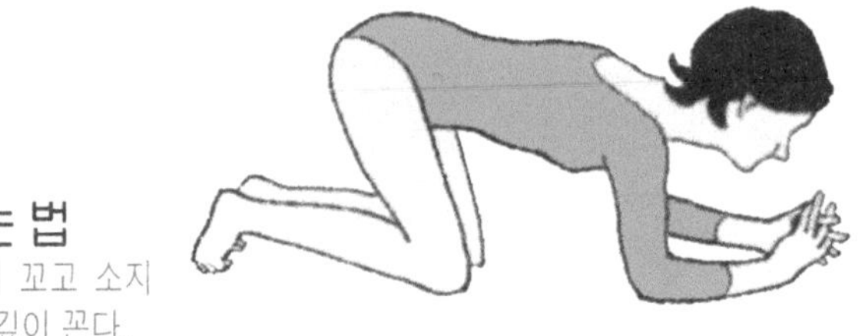

손의 깍짓는 법

인지 쪽은 얕게 꼬고 소지 측은 뿌리까지 깊이 꼰다.

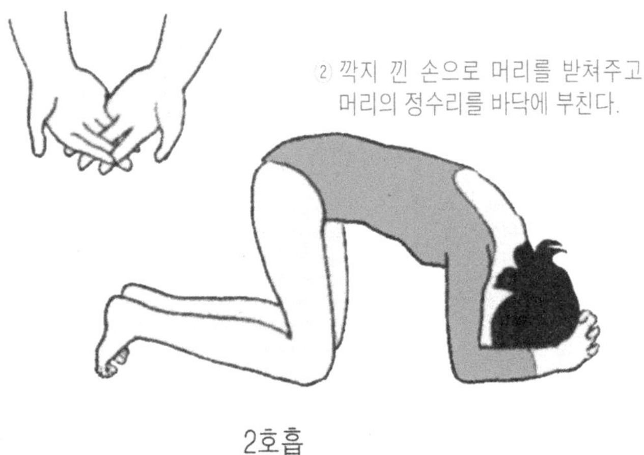

② 깍지 낀 손으로 머리를 받쳐주고 머리의 정수리를 바닥에 부친다.

2호흡

비뚤어진 사람은 금한다. 또 복식호흡은 정확히 할 수 있게 된 다음부터 해야 한다.

③ 무릎을 뻗어서 엉덩이를 높이 올리고 다리를 얼굴에 접근시켜 중심을 머리로 옮겨 간다.

④ 발을 바닥으로부터 띠고 벽에 엉덩이를 붙인다.

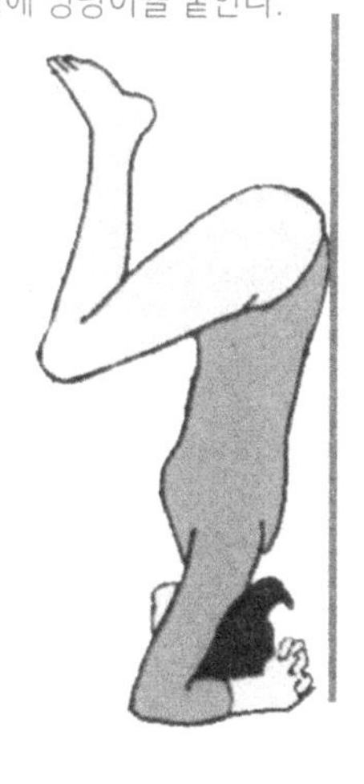

⑤ 벽에 발바닥을 붙이고 벽을 따라 오른 다리를 조용히 올린다.

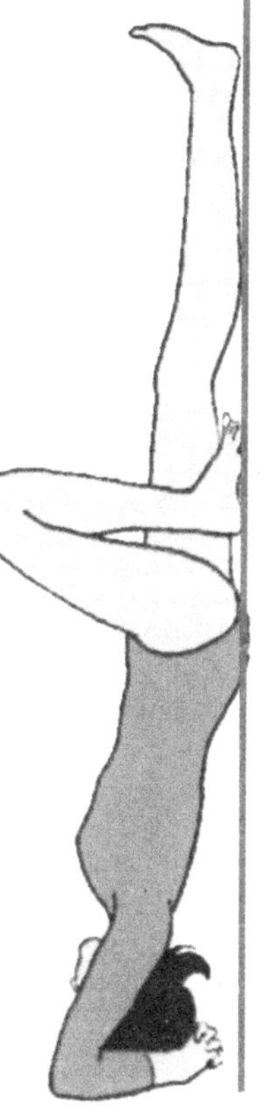

보통호흡

⑥ 왼다리도 올리고 나면 엉덩이만 벽으로부터 뗀다. 깊고 긴 숨을 쉬고 자세를 안정시킨다. 3분 이상 하지 말도록. 천천히 반대의 순서로 제자리로 돌린다.

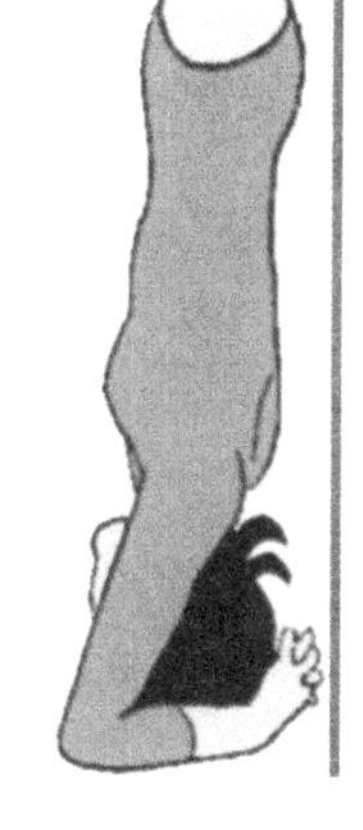

깊고 긴 호흡

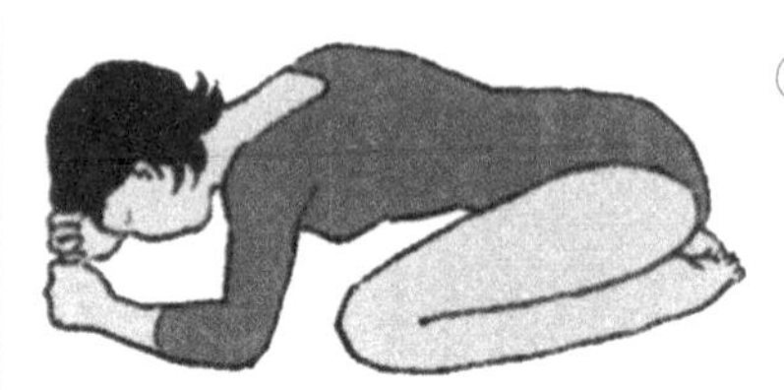

⑦ 무릎 꿇은 자세를 한 채 주먹 2개 겹친 위에 이마를 얹고 10초 정도 천천히 호흡하고 쉰다. 이 휴식은 중요한 것이므로 반듯이 행할 것.

70. 춤추는 시바신 자세

몸상태를 정비한다. 프로포지션을 아름답게 한다.

성스러운 조사 시바신은 아름다운 자세중에 측량할 길 없는 에너지를 숨기고 있다. 그 에너지를 확실하게 받아내듯이 이 자세를 하면 전신의 상태가 향상하여 프로포지션도 좋게 된다.

밸런스를 취하는 일은 뇌의 활동을 활발하게 하여 근육을 정비 함으로 뇌의 노화 방지하여 젊음을 생성해 낸다.

전신을 기분 좋게 뻗어 자율신경과 배꼽아래 3㎝ 언저리에 있는 단전도 정비하기 때문에 정신이 안정되고 얼굴의 표정도 온화하게 된다. 서

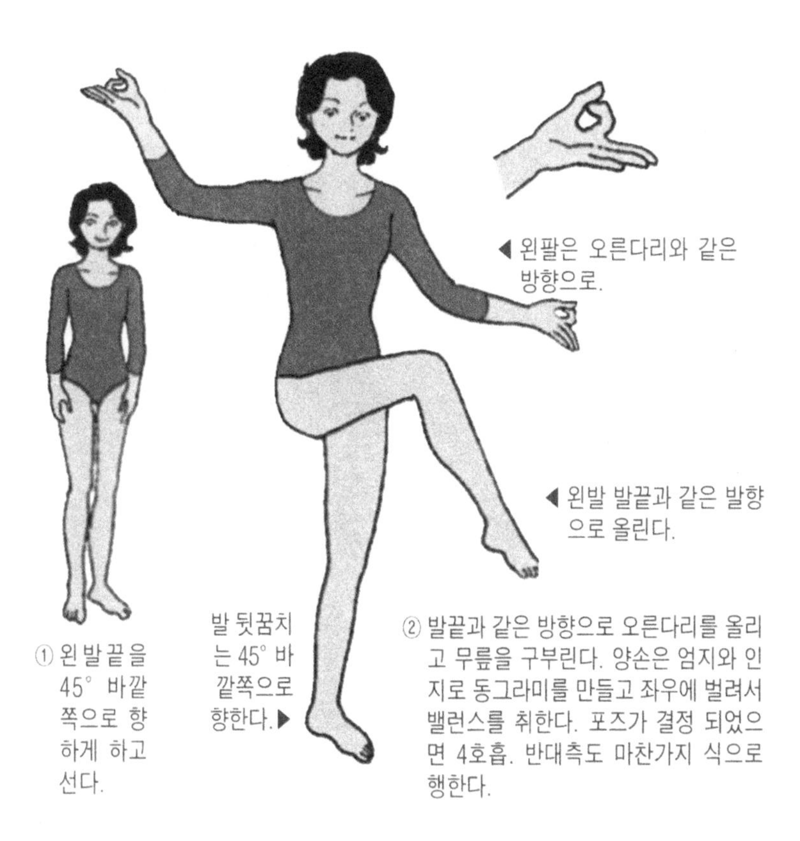

① 왼발끝을 45° 바깥쪽으로 향하게 하고 선다.

② 발끝과 같은 방향으로 오른다리를 올리고 무릎을 구부린다. 양손은 엄지와 인지로 동그라미를 만들고 좌우에 벌려서 밸런스를 취한다. 포즈가 결정 되었으면 4호흡. 반대측도 마찬가지 식으로 행한다.

4호흡

1. 호흡과 생명

1) 기와 생명, 그리고 호흡

기는 우주에 가득 차 있는 에너지이며, 생명체는 호흡을 통하여 기를 얻어 생명을 유지한다. 따라서 기는 눈에 보이지도 않고 만져볼 수도 없다. 그러므로 기에 대한 명확한 정의는 내려질 수 없고 여러 학자들의 다양한 주장만이 있을 뿐이다.

기는 부단히 변화하고 움직이는 신비한 에너지원이다. 기는 모든 만물에 충만해 있다. 또한 기는 인간의 생명과 자연계 모두를 좌우하는 중요한 결집체이다. 그 특징을 살펴보면 질량은 가장 작은 단위, 즉 초미량이며 속도는 초광속성으로 가장 빠르며 시간과 공간을 초월하는 초물질적인 존재이다.

오늘날 사람들이 흔히 말하는 기는 크게 두 가지로 나누어진다. 하나는 크고 넓은 의미의 유형(有形)의 기와 다른 하나는 좁은 의미의 무형(無形)의 기이다. 넓은 의미로서의 기는 보통 사람들이 눈, 귀, 코, 입 등의 감각기관으로 느낄 수 있는 것이지만 좁은 의미로서의 기는 그와 달리 의력(意力), 영감(靈感), 심체(心體)로써만 느낄 수 있다. 이 두 가지 의미로서의 기는 동시에 존재하며 서로 간섭하고 교차하며 시시각각 변화하며 긴밀히 관계한다. 대자연계와 인체 내에는 이와 같은 기의 운동과 변수가 무수히 많다.

예를 들면 비가 내리는 것은 누구나 보고 느낄 수 있는 일이다. 비(유형의 기)가 내리기 전에 무형의 기가 먼저 땅에 내린다. 때문에 어떤 환자들은 관절이 아프다든가 숨이 가쁘고 숨이 막히는 등의 이상한 느낌을 받는다. 이것을 무형의 기 작용이라고 할수 있다. 사람의 몸은 유형이고 관념은 무형이다. 따라서 우리의 관념은 우리의 형동을 통제한다. 그러므로 기공 수련을 효과적으로 하면 몸과 마음을 다스릴 수 있는 능력을 갖게 되는 것이다.

그러므로 인간은 기가 체내에 머무는 동안만 살 수 있고 기가 떠남과 동시에 죽는다. 기가 움직이면 마음도 움직이고 기가 움직이지 않으면 마음도 움직이지 않는다. 이처럼 인간은 기를 떠나서는 단 한순간도 살 수가 없다.

요가를 성취하기 위해서는 마음이 움직이지 않아야 한다. 부동심이 되기 위해서는 기의 동요를 제지해야 하는데 기는 오직 중앙의 수슘나 기도를 흐를 때만 동요가 없다. 이렇게 기가 수슘나(경락)로 흘러 마음이 움직이지 않는 것을 마논마니(manonmani) 삼매라 한다.

수숨나 기도 속으로 기가 흐르게 하기 위해서는 여러 가지 지식(止息) 호흡을 해야 한다. 지식 호흡을 함으로써 삼매에 이르고 해탈할 수 있다.

2) 호흡에 의한 초능력

호흡 수행을 하면 생명이 연장되고 삼매에 이를 수 있다. 수행이 진전되어 약 한 시간 반 정도 지식 호흡을 할 수 있으면 모든 기를 통제 하여 초능력을 얻을 수 있다. 초능력은 그 행법을 성취했을 때 얻어지는 능력이다. 이러한 초능력은 예언 능력, 생각대로 이동할 수 있는 능력 멀리 있는 것을 볼 수 있는 능력, 멀리서 나는 소리를 들을 수 있는 능력, 미세한 것을 볼 수 있는 능력, 생각대로 이동할 수 있는 능력, 멀리 있는 것을 볼 수 있는 능력, 멀리서 나는 소리를 들을 수 있는 능력, 미세한 것을 볼 수 있는 능력, 사물을 보이지 않게 하는 능력 등이다.

2. 호흡의 원리

1) 호흡과 반다의 관계

모든 호흡법은 항상 반다와 함께 해야 한다. 숨을 마시면서 항문 반다(조였다 폈다)를 하며 지식 호흡이 끝나고 숨을 내쉬기 전에 복부 반다를 한다. 항문 반다로 아래로 내려가는 아파나(움직이는)기를 위로 끌어올리고 목 반다를 한 상태에서 복부 반다를 하면 기는 중앙의 수슘나 기도 속으로 들어간다.

2) 호흡 수행의 주의점

호흡 수행은 식사 직후나 지나치게 배고플 때에는 하지 말아야 한다. 수행자는 음식을 조금씩 몇 차례 나누어 먹어야 하는데 특히 수행의 초보 단계에서는 우유와 버터가 첨가된 음식이 적당하다.

그러나 호흡 수행이 숙달된 뒤에는 이러한 주의사항을 반드시 지킬 필요는 없다. 사자나 호랑이 처럼 사나운 맹수는 서서히 길들여야 하는 것처럼, 호흡 수행도 서서히 조금씩 늘려가야 한다. 이렇게 지속적으로 수행하면 마침내 신체를 조절할 수 있고 모든 병을 물리칠 수 있게 된다. 그러나 무리하면 오히려 병을 얻게 된다. 수행의 강도가 지나치거나 잘못되었을 때는 딸꾹질이나 천식, 기관지, 두통, 귀와 눈의 통증 등 여러가지 병이 생기고 때로는 위험할 수도 있다. 그러므로 천천히 숨을 내쉬고 천천히 마시면서 숨 멈추기를 조금씩 늘려나가야 한다. 그래야만 요가의 목적을 달성할 수 있다. 호흡 수행으로 생긴 땀은 물이나 수건 등으로 닦지 말고 손으로 문지르는 것이 좋다.

■ 저자 이인선 ■

• 학력 및 경력

· 중앙대학교 교육대학원 무용교육과
  졸업(석사학위 취득)
· (현) 단국대학교 박사과정
· 단국대학교 출강
· 명지전문대학 사회교육원 출강
· MBC 롯데 아카데미 출강
· 2001 아울렛 문화센터 출강
· 서울시립창동문화체육센터 출강
· 광진문화예술센터 출강 외 다수

몸짱 만드는 기공체조와
생 활 요 가

2022년 5월 5일 인쇄
2022년 5월 10일 발행

저 자 이인선
감 수 안홍열, 최정화
발행인 김현호
발행처 법문북스(일문판)
공급처 법률미디어

주소 서울 구로구 경인로 54길4(구로동 636-62)
전화 02)2636-2911~2, 팩스 02)2636-3012
홈페이지 www.lawb.co.kr

등록일자 1979년 8월 27일
등록번호 제5-22호

ISBN 979-11-92369-03-7 (03510)

정가 16,000원

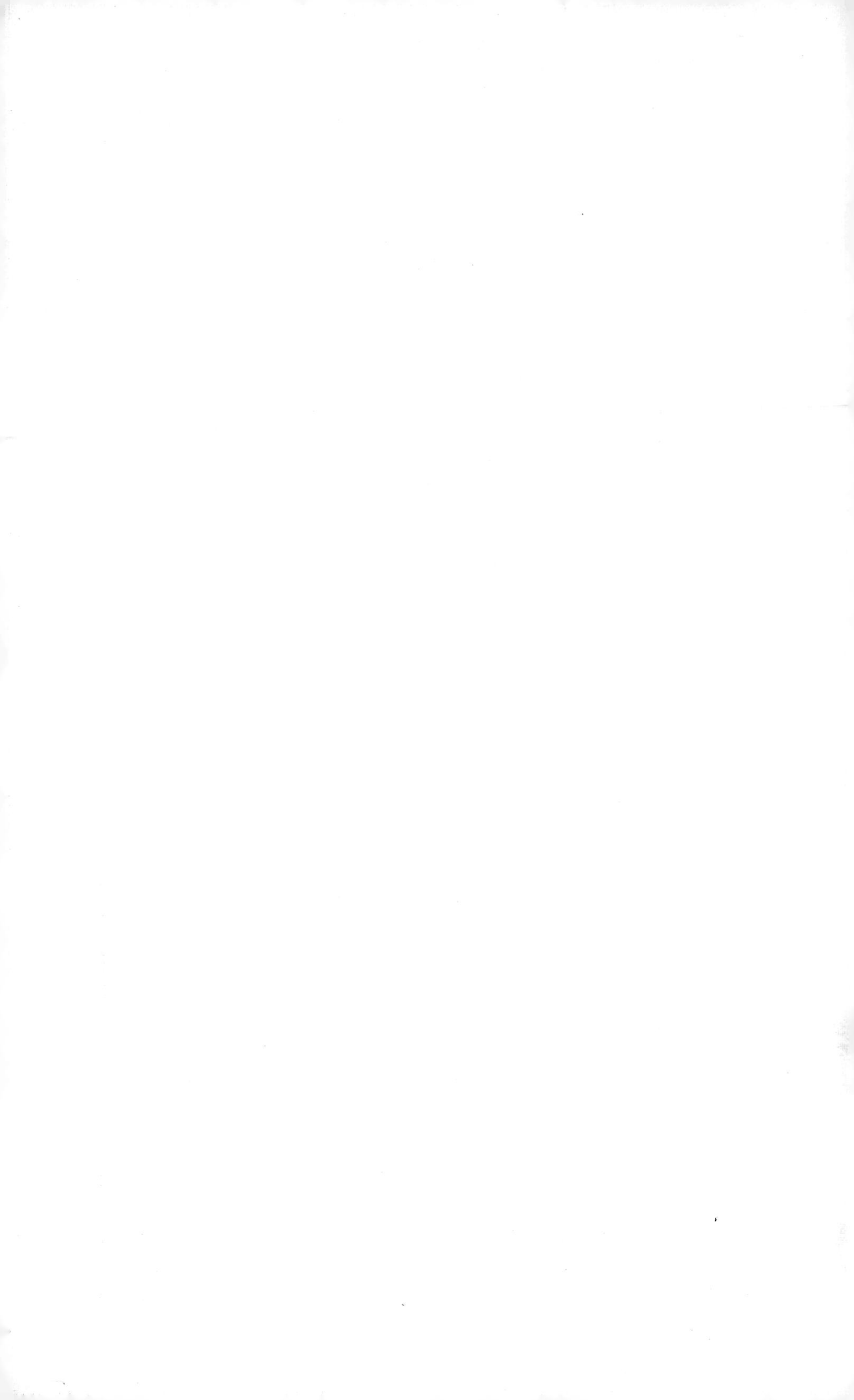